Dr. Jürgen Weihofen

Zimt zähmt Zucker

Die Diät-Revolution bei Diabetes und Übergewicht

Dr. Jürgen Weihofen

Zimt zähmt Zucker

Die Diät-Revolution bei Diabetes und Übergewicht

Originalausgabe

sanoform

sanoform-Verlag GmbH
Kölner Str. 33
53840 Troisdorf
Tel.: +49-2241-974126
Fax: +49-2241-72940
e-Mail: info@sanoform.de

Besuchen Sie unsere Internetseite:
www.sanoform.de

1. Auflage 2005
Dr. Jürgen Weihofen
Zimt zähmt Zucker
Die Diät-Revolution bei Diabetes und Übergewicht

Grafik: Tobias Weihofen

Gesamtherstellung: RMO, München
Printed in Germany 2005
ISBN 3-925502-27-0

Inhalt

Vorwort

Ärzte beobachten weltweit eine Zunahme der Zuckerkrankheit, wissenschaftlich als Diabetes mellitus bezeichnet. Diabetes ist heimtückisch, weil er meist schleichend kommt und die Betroffenen lange Zeit nicht unter Krankheitssymptomen leiden. In der Altersgruppe der über 55-Jährigen haben Reihenuntersuchungen das erschreckende Ergebnis erbracht, dass genauso viele Menschen unentdeckt an Diabetes erkrankt sind wie bekannt, nämlich je über acht Prozent. In dieser Altersgruppe wiesen lediglich 60 Prozent einen ganz normalen Zuckerstoffwechsel auf. Man schätzt, dass in Deutschland 10 Prozent der Bevölkerung, also bis zu acht Millionen Menschen, an Diabetes leiden.

Diabetes zählt zu den sogenannten Zivilisationserkrankungen, denn er entsteht vor allem dort, wo die Menschen gut leben und aus dem Vollen schöpfen. Gleichzeitig fördert Diabetes die Entstehung von Übergewicht. Die Lebenserwartung von Diabetikern ist gegenüber Nichtbetroffenen deutlich verringert und die Lebensqualität verschlechtert. Zu hohe Zuckerwerte im Blut haben Konsequenzen: sie sind ein erheblicher Risikofaktor für Gefäßerkrankungen mit

Folgen für's Herz, die Durchblutung der Beine, Blutdruck, Augen, Nieren und Nerven.

Das Verlangen nach Süßem ist besonders stark, wenn quasi „verboten“ ist, Zucker zu verzehren. Ist der Diabetes erkannt, liegt es im Interesse des Betroffenen, den Blutzuckerspiegel unter Kontrolle zu halten. Dies geschieht durch Ernährungsmaßnahmen, durch Tabletten oder letztlich das Spritzen von Insulin. Neueste wissenschaftliche Erkenntnisse eröffnen nun die Chance, mit einem bekannten Gewürz den Blutzucker im Zaum zu halten: Eine Doppelblindstudie zeigte, dass Zimt in der Lage ist, den Blutzuckerspiegel von Diabetikern des Typs 2 signifikant zu senken.

Diabetiker und Übergewichtige haben nun zum ersten Mal die Möglichkeit, mit einem natürlichen Mittel den Zucker zu zähmen und überflüssige Pfunde ganz leicht loszuwerden. In diesem Buch erkläre ich, unter welchen Bedingungen dies geschieht. Vorweg gesagt: Die Einnahme von Zimt kann bei Diabetes nur eine begleitende diätetische Maßnahme sein und erhebt nicht den Anspruch, eine medikamentöse Behandlung ersetzen zu können. Die Messung seines Blutzuckers wird dem Diabetiker zeigen, ob und wie wirksam die Einnahme von Zimt ist. Er wird darauf abgestimmt seine medikamentöse Behandlung dosieren können.

Die beim Diabetes erforschte Wirkung auf den Blutzuckerspiegel macht Zimt gleichzeitig zu einem wirksamen Helfer für alle, die ihr Gewicht reduzieren möchten. Denn der Glykämische Index (GI) rückt immer mehr in den Mittelpunkt des Interesses, wenn es um das Abnehmen geht. Er ist das Maß für den Blutzuckeranstieg nach dem Essen. Man weiß, dass ein langsamer und niedriger Blutzuckeranstieg hilft, abzunehmen. Und genau das leistet ja der Zimt: das Gewürz sorgt für einen niedrigeren Blutzuckerspiegel. Zimt verbessert gleichzeitig die Stimmung, und das Verlieren überflüssiger Pfunde macht zusätzlich glücklich! Wer also Übergewicht leicht los werden will, der sollte es einmal mit der Zimt-Kur probieren.

Troisdorf, März 2005

Dr. Jürgen Weihofen

Über den Autor:

Dr. Jürgen Weihofen ist Diplom-Oecotrophologe, Dozent und Fachautor im Bereich Gesundheit und Ernährung.

Hinweis:

Dieses Buch kann bei einer behandlungsbedürftigen Krankheit den Besuch eines Arztes oder Heilpraktikers nicht ersetzen. Die Anwendung der Informationen liegt im Ermessen und in der Verantwortung des Lesers. Verlag und Autor übernehmen keine Haftung.

Zimt - viel mehr als ein Gewürz

Zucker und Zimt gehören in der Küche seit jeher zusammen. Die patente Hausfrau bzw. der Hausmann hat zum Verfeinern von Desserts wie Milchreis oder Grießpudding und für weitere Gelegenheiten immer ein Glas der fertigen Mischung im Küchenschrank stehen: Ceylon-Zimt, gemischt mit feinstem Zucker. Machen Sie den Test: schließen Sie die Augen und versenken Sie die Nase tief in dieses Glas. Was riechen Sie? Ein zart-feuriger Duft, der sofort zugeordnet werden kann. Süßlich und leicht scharf. Was sehen Sie? Heimelige Weihnachts-Szenen, die schönsten Kinderträume werden wieder wach, vermischen sich mit den exotischen Welten des Orients.

Was sind Weihnachtsgebäck, Lebkuchen und Zimtsterne, Apfel- oder Birnenkompott, Bratäpfel, Hollandgebäck sowie Milchreis und Grießpudding ohne Zimt? Zumindest langweilig, wenn nicht gar undenkbar. Die südasiatische Küche und mancher experimentierfreudige Sternekoch nutzen Zimt darüber hinaus für Lamm- und Hühnergerichte sowie gewagtere Kompositionen. Zimt harmoniert mit Schokolade, und aus Mexiko soll der Brauch stammen, Kaffee mit Zimt zu würzen, was ganz nebenbei die magenaggressive Wirkung des Kaffees abmildern kann. Zum Glühwein und Punsch gehört Zimt sowieso. Und in vielen Curry-Mischungen ist er ebenso enthalten wie in zahlreichen Magen- und Kräuterlikören sowie in Coca-Cola.

Zimt zählt zu den ältesten bekannten Gewürzen, ist aber viel mehr als nur ein Gewürz. In China gibt es die strikte Trennung zwischen Lebensmittel und Heilmittel nicht. Dort wusste man seit Jahrtausenden um die Krankheiten verhütenden oder gar heilenden Eigenschaften von Lebensmitteln. Vor über 4.000 Jahren wurde Zimt in China zum ersten Mal schriftlich erwähnt. Man glaubte, der sagenumwobene gelbe Kaiser hätte ihn den Menschen geschenkt.

Der Kassiazimt stammt aus dem Südosten Chinas und gelangte über die Handelswege für Seide und Gewürze bis in das Zweistromland. Dort und in Ägypten wurde Zimt vor allem wegen seiner desinfizierenden Eigenschaften bei der Balsamierung von Verstorbenen verwendet. Auch nach über 3.000 Jahren verströmen ausgegrabene Mumien noch einen schwachen Zimtduft. Unsere Großmütter schützten eingekochte Marmeladen vor Schimmelbefall, indem sie die

Oberfläche mit Zimt bestreuten. Heute nutzt man die desinfizierenden Eigenschaften des Zimts wieder für Einlegesohlen und Sandalen. Sie sorgen nicht nur dafür, dass Fuß- und Nagelpilze keine Chancen haben. Sie stimulieren nebenbei die Fußreflexzonen, erwärmen kalte Füße und bekämpfen erfolgreich Fußgeruch.

Im alten Ägypten schützte man sich mit Zimt vor Kolibakterien im Wasser. Die Bibel erwähnt Zimt als Zusatz zu kultischem Räucherwerk und kostbaren Salbungsölen.

In Asien schätzt man den Zimt nicht nur auf Grund seines Geschmacks, sondern auch, um Krankheiten vorzubeugen oder Heilvorgänge zu unterstützen. Zimt bringt blockierte Lebensenergie wieder in Fluss. Sowohl im Ayurveda, der Jahrtausende alten Erfahrungsmedizin Indiens, als auch in der Traditionellen Chinesischen Medizin verwendet man Zimt als „Erwärmer von Innen", der den Organismus von der Körpermitte her wärmt und sanft mit Energie versorgt.

Zimt hilft demnach traditionell unter anderem bei Durchblutungsstörungen, leitet Stoffwechselschlacken sowie Giftstoffe aus, beruhigt Nerven, Magen und Darm, heilt Erkältungen, wirkt entzündungshemmend, er hilft bei Gicht, stimuliert das sexuelle Empfinden und senkt den Blutzuckerspiegel.

Zimt wirkt ganzheitlich auf körperlicher und geistig-seelischer Ebene. Was ihn heute für uns Menschen in Europa besonders interessant macht ist seine Wirkung auf den Blutzuckerspiegel. Denn dies ist ein höchst willkommener Effekt, der bei zwei der größten Gesundheitsproblemen ganz neue, natürliche Behandlungsoptionen eröffnet: beim Diabetes mellitus und beim Übergewicht. Die beiden Aspekte stehen deshalb im Mittelpunkt dieses Buches.

Mit Zimt durch die Zeiten

Alte Papyrusrollen belegen, dass Zimt in Ägypten bereits seit mindestens 1.500 vor Christus bekannt war. Die alten Griechen schätzten Gewürze sehr, darunter auch den Zimt. Verdienste um die Einfuhr exotischer Gewürze erwarb sich Alexander der Große, der von seinen Feldzügen nach Persien und Indien auch den Zimt mitbrachte. Der griechische Philosoph Theophrastus befasste sich in seinen Schriften mit Gewürzen und Naturheilmitteln und beschrieb u.a. auch die Heilkraft des Zimts. Dioskurides ordnete in seinem Werk kurz nach Beginn der heutigen Zeitenrechnung über 600 Gewürz- und Arzneipflanzen einschließlich Zimt und beeinflusste damit Kräuter- und Heilkundige bis ins Mittelalter hinein.

Die Römer übernahmen von den Griechen die Kenntnis um die Gewürze und weiteten den Handel mit dem Aufstieg des Römischen Reiches weiter aus. Sie schätzten die wohltuende Wirkung der Gewürze, was in der Redensart zum Ausdruck kam, dass es doch merkwürdig sei, dass ein Mensch, welcher Zimt genießt, sterben kann. Römer und Griechen benutzten Zimt unter anderem als Weingewürz.

Im Orient war Zimt weit verbreitet als Räuchermittel gebräuchlich. Babylon war lange Zeit der wichtigste Umschlagplatz für beide Arten des Zimts: den starken Kassiazimt aus China und den feinwürzigen aus Ceylon. Durch die sensationellen Reiseberichte des venezianischen Kaufmanns Marco Polo erfuhren die Menschen im 13. Jahrhundert zum ersten Mal die tatsächliche Herkunft des Zimts.

Die orientalischen Zwischenhändler ließen nicht ganz uneigennützig die Abnehmer lange Zeit im Unklaren, woher der Zimt stammt und verbreiteten gerne Gerüchte und Legenden über die Herkunft. Eine dieser Geschichten hielt sich am längsten: In Arabien gäbe es Vögel, die aus Zimtstangen ihre Nester bauten. Eine vielleicht schöne Vorstellung, dass uns Tiere des Himmels Zimt zum Geschenk machen. Und auch wiederum nicht, denn angeblich mussten die Vögel getötet werden, um an die Nester und damit an das beliebte Gewürz zu gelangen. Herodot und Aristoteles hatten diese Geschichte noch für bare Münze genommen und weiter verbreitet. Erst Plinius beschrieb richtig, dass mutige indische Händler Zimt nach Arabien brachten. Sie ließen sich auf steuer- und segellosen Flößen über den indischen Ozean treiben, alleine durch Meeresströmungen und winterliche Monsunwinde getrieben. Über Madagaskar führte die Zimtroute weiter nach Afrika, über Somalia bis in den Jemen.

Die Römer bezeichneten den Ceylonzimt einfach als Röhrchen = canella. Unser Wort „Kanal“ stammt wohl auch daher. Aus „canella“ wurden später die Bezeichnungen Kaneel, Caneel oder Canelle, die heute noch in Norddeutschland, den Niederlanden und Frankreich für Zimt gebräuchlich sind.

In den Wirren der Völkerwanderungen zerfiel das weströmische Reich und mit ihm die bis dahin vorherrschende römische Kultur. Es wurde still um den Zimt, wie um viele andere Heilpflanzen auch. Nur wenige Schriftstücke existieren aus diesen Jahrhunderten, in denen die Germanenvölker in ganz Europa umherzogen, weshalb diese Zeit von den Historikern auch als „dunkel“ bezeichnet wird. Trotzdem schien der Handel mit Gewürzen weiter zu blühen. Man weiß, dass Marseille im siebten und achten Jahrhundert die führende Stadt im Gewürzhandel war. Ferner gibt es einen schriftlichen Beleg aus dem neunten Jahrhundert, nach dem die Mönche von Corbie verschiedene Gewürze, unter anderem auch Zimt, in Nordostfrankreich einkaufen wollten.

Die christlichen Klöster des frühen Mittelalters bewahrten und vermehrten das alte Wissen um die Heilkunde, indem sie es in ihren Schreibstuben immer wieder handschriftlich kopierten und in ihren Bibliotheken hinter dicken Mauern vor Raub und Brandschatzung schützten. In den Klostergärten zogen die Mönche alles, was das Klima zuließ. Sie brannten Schnäpse und Kräuterliköre, die heute zum Teil noch bekannt sind.

Ausländische Gewürze waren teuer und besonders geschätzt.

Im Hochmittelalter entstand die sogenannte „Klostermedizin“, die dazu überging, die einzelnen Heilpflanzen aus dem Blickwinkel der christlichen Moral heraus zu beurteilen. Gewürze wie auch der Zimt, die im Ruf standen, erotisierend zu wirken, kamen bei einigen Heilkundigen dieser Zeit nicht gut weg.

Doch auch christliche Moralfesseln konnten den Vormarsch des Zimts in Europa nicht stoppen. Als die Kreuzzüge begannen, erbeuteten die Ritter neben Stoffen, Schmuck und Hausrat auch die im Vorderen Orient genutzten Gewürze und brachten diese nach Hause in ihre bis dahin eher nüchtern-kalt eingerichteten Burgen. Die Reichen und Wohlhabenden fanden Gefallen an den orientalischen Kostbarkeiten, man liebte die Konsumgüter des Orients. Es war „in“, bei den Festgelagen auf der heimischen Burg mit Schätzen aus dem Morgenland zu protzen und die dargebotenen Speisen reichlich mit exotischen Gewürzen zu verfeinern - manchmal auch über die Grenzen des guten Geschmackes hinaus. So kam es, dass der Handel mit Gewürzen sowie anderen Gütern aus dem Orient blühte und den

Händlern und Handelsstädten, allen voran Venedig, solchen Reichtum einbrachte, dass sie sich die Freiheit von ihren Lehnsherren erkaufen konnten.

Nicht nur die Lust auf orientalischen Luxus trieb den Gewürzverbrauch im Hochmittelalter in die Höhe, auch die Angst vor Seuchen führte dazu, dass man die Speisen sehr stark würzte. Besonders die intensiven Gewürze Ingwer, Pfeffer und Zimt konservierten das Fleisch in dieser „kühlschranklosen“ Zeit und überdeckten so manchen fauligen Geschmack.

Nach Deutschland kamen die Gewürze über die alten Handelswege. Solange Venedig den Import dirigierte, kamen die Spezereien über die Alpen. Nürnberg war ein wichtiges Handelszentrum. Hier wurden die kostbaren Gewürze auch Zutaten für leckere Spezialitäten wie Lebkuchen und Glühwein.

Ende des 15. Jahrhunderts war halb Europa menschenleer. Spanien und Portugal hatten sich von der moslemischen Herrschaft befreit und schwangen sich zu Welt- und Handelsmächten empor. Kolumbus entdeckte Amerika und sein Kollege Vasco da Gama den Seeweg nach Indien, womit es mit der venezianischen Vormacht und dem Preismonopol im Gewürzhandel vorbei war. Im 16. Jahrhundert entdeckten die Portugiesen, dass der beste Zimt aus Ceylon kam und begannen damit, ihn per Schiff in großen Mengen nach Europa zu importieren. Jetzt verdiente vorwiegend Lissabon am Zimthandel. Später verdrängten dann die Holländer Portugal aus Ceylon und dem Zimthandel und würzen seither viele ihrer Backwaren mit Zimt.

Auch das deutsche Handelshaus Fugger aus Augsburg kam beim Gewürzhandel nicht schlecht weg. Jakob Fugger verbrannte einen Schuldschein des Kaisers Karl IV vor dessen Augen in einem Feuer aus Zimtstangen. Da immer mehr Ware angeboten wurde, sanken die Preise unaufhörlich. Zimt wurde billiger und so auch für „Normalsterbliche" erschwinglich. Die Händler versuchten jetzt, durch den Verkauf großer Mengen die gewünschten hohen Gewinne zu erzielen und so ein Stück vom großen „Zimt-Kuchen" abzubekommen. Das führte mancherorts dazu, dass die Gewürze heimlich mit Sand, Mehl oder Brotkrümeln gestreckt wurden.

Anbau, Verarbeitung und Handel

Heute wird Zimt wie viele andere Gewürze importiert, im Inland von Gewürzmühlen gemahlen und für den Verbraucher in handlichen Einheiten abgepackt. Man bekommt die Stangen und das fein gemahlene Pulver. Eingangskontrollen gewährleisten, dass keine Verunreinigungen oder Schadstoffbelastungen vorliegen und in der Endverpackung genau das drin ist, was deklariert wird. Man sollte den Zimt allerdings im Haushalt nicht jahrelang lagern, denn er verliert schnell an Geruch und Geschmack.

Man sieht den braunen, blättrigen Zimtstangen die Herkunft des eigenartigen Gewürzes bereits an: es muss sich um eine Rinde handeln. Dies trifft auch zu, und die arabischen Vögel haben ihre Schnäbel dabei nicht im Spiel. Lieferanten sind bis zu 10 Meter hohe tropische Büsche oder Bäume der Pflanzengattung Cinnamomum aus der Familie der Lorbeergewächse. Etwa 150 Baumarten aus den subtropischen Gebieten Süd- und Südostasiens zählt man zu den Zimtgewächsen. Der Zimtbaum trägt bis zu 10 Zentimeter lange immergrüne, ovale bis lanzettförmige Blätter, die dicklich und ledrig an Lorbeerblätter erinnern. Die winzigen Blüten verströmen einen Geruch, der manchmal als angenehm, aber auch als widerlich beschrieben wird.

Wirtschaftliche Bedeutung haben heute in Europa im wesentlichen zwei Sorten der Zimtbäume:

Der am längsten bekannte chinesische Zimt, der auch Kassiazimt genannt wird und vom im allgemeinen etwas größeren chinesischen Zimtbaum Cinnamomum cassia oder aromaticum stammt. Die Rinde ist aschgrau und gesprungen. Man kann sie vom Ceylonzimt leicht unterscheiden: sie ist gröber, dicker und rollt sich nur wenig oder im Durchschnitt betrachtet gerade einmal halbkreisförmig. Kassiazimt schmeckt nicht so fein und vielschichtig, manchmal auch adstringierend. Seine Farbe ist dunkler und mehr ins Rötliche gehend.

Raffinierter und exquisiter im Geschmack ist der Ceylonzimt, der vom in Sri Lanka und Südindien beheimateten „echten“ Cinnamomum verum, ceylanicum oder zeylanicum stammt. Die größten Anbaugebiete für den Ceylonzimt-Baum liegen auch heute noch in Sri Lanka und Südwestindien. Es gibt daneben noch Herkünfte aus Madagaskar, Mauritius, auf Java, Borneo und Sumatra, den Seychellen und sogar Brasilien.

Die Rinde des echten Zimtbaums ist glatt und graubraun bis gelblichgrau.

Die beste Rinde liefern etwa fingerdicke, zwei- bis dreijährige Zweige. Während man früher die Rinde von wildwachsenden Bäumen schälte, gewinnt man sie heute von etwa drei Meter hoch wachsenden, strauchartig gehaltenen Zimtbäumen in Kulturen. Man zieht die Bäume aus Samen und pflanzt sie in Zimtgärten. Ideal für den Zimtbaum ist eine Durchschnittstemperatur von 30 Grad Celsius. Zweimal im Jahr werden die passenden Zweige abgeschnitten, von Nebenzweigen und Blättern befreit und mit speziellen gebogenen Messern geschält. In Bündeln fermentiert die abgeschälte Rinde sodann unter Matten ein bis zwei Tage lang.

Danach müssen die äußere Korkschicht und der innere Bastteil sorgfältig abgeschabt werden, denn sie schmecken bitter. Nur eine hauchdünne Schicht der Rinde bleibt übrig und wird in der Sonne weiter getrocknet. Die dünnen Rindenstücke verfärben sich dabei gelb-braun und rollen sich in der typischen Art an beiden Seiten ein. Mehrere dieser Doppelröhren werden abschließend zusammengesteckt und nach Farbe, Dicke und Größe sortiert. Neben ganzen Stangen kommt auch der Bruch in den Handel. Vermarktet werden Zimtstangen und der zu feinem Pulver gemahlene Zimt.

Auf den Antillen, den Bahamas und in Florida findet man den amerikanischen Zimt, der vom Weißen Kaneelbaum Canella alba Murray stammt. Er wird unter der Bezeichnung Weißer Zimt in Amerika als Gewürz und Likörzutat verwendet.

Der Zimthandel hat in den Ländern, wo die Pflanze herkommt, eine uralte Tradition. Der weltweit größte Exporteur ist Sri Lanka, das frühere Ceylon. Die europäischen Länder importieren überwiegend den feineren, exquisiter schmeckenden Ceylonzimt.

Zimtöl wird nicht nur aus der Rinde des Zimtbaums, sondern auch aus Blättern und Schösslingen gewonnen.

Zimt zaubert Gesundheit

1. Traditionelle westliche Kräuterheilkunde

Ägypten

Es ist überliefert, dass Zimt zur Desinfektion von Trinkwasser eingesetzt wurde.

Griechen und Römer

Theophrast und Plinius der Ältere beschreiben die Heilanwendungen von Zimt im antiken Griechenland und Rom:

- Harntreibend
- Erwärmend
- Verdauungsfördernd
- Menstruationsfördernd
- Bei Husten und Katarrh
- Bei Schlangenbissen und Skorpionstichen.

Mittelalter

Die berühmte Hildegard von Bingen fasste im Mittelalter das Heilwissen in ihrer genialen „Physica" zusammen. Natürlich kannte sie auch den Zimt und beschreibt ihn in Kapitel 1-20: Der Zimt ist auch sehr warm und hat starke

Kräfte und hält auch mäßige Feuchtigkeit in sich; aber seine Wärme (ist) so stark, dass sie jene Feuchtigkeit unterdrückt, und wer ihn oft isst, (dem) mindert er die üblen Säfte und bereitet gute Säfte in ihm.

Vom Zimtbaum schreibt sie: Der Baum, dessen Rinde der Zimt ist, ist sehr warm. Daher nehme der Mensch, der infolge Gicht von Lähmung geplagt wird und der tägliche, dreitägige und viertägige (Fieber) hat, ein aus Stahl gefertigtes Gefäß und gieße guten Wein hinein, solange sie Saft in sich haben, und er lasse es am Feuer kochen und trinke es oft warm, und er wird geheilt werden. Und ein Mensch, dem der Kopf schwer und stumpf ist, sodass er den Atem schwer durch die Nase ausstößt und einzieht, der pulverisiere Zimt und esse dieses Pulver oft mit einem Bissen Brot, oder er lecke es in seiner Hand, und es löst schädliche Stoffe, durch die sein Kopf stumpf ist, auf.

2. Traditionelle Chinesische Medizin

Zimt schrieben die Taoistischen Alchemisten die Kraft zu, die geistige Beweglichkeit im Alter zu fördern. Man setzte ihn ein bei Koliken und Bauchschmerzen, als Magenstärkungsmittel und zur Appetitanregung.

3. Indischer Ayurveda

Beim Ayurveda handelt es sich um die traditionelle Gesundheitslehre Indiens. Als Übersetzungen werden genannt „Wissenschaft von der Gesundheit“ oder „Heilige Lehre vom Leben“. Sie wurde Sehern offenbart, lange Zeit mündlich tradiert und ab 500 n. Chr. schriftlich festgehalten. Ayurveda gründet auf der Lehre von den fünf Elementen Erde, Wasser, Feuer, Luft und Äther. Gesundheit wird als Gleichgewicht der Elemente betrachtet in der Einheit von Körper, Seele und Geist. Besondere Berücksichtigung findet dabei die Konstitution jedes einzelnen Menschen.

Die energetischen Wirkungen von Gewürzen haben Aljoscha Schwarz und Ronald Schweppe intensiv beschrieben anhand des Models eines Energiekreises, der Elemente des Ayurveda aufgreift. Danach wirkt Zimt beruhigend und führt Energie zu. Zimt unterstützt „Agni“, das Verdauungsfeuer, außerdem die Wiederherstellung des natürlichen Rhythmus in Körper, Seele und Geist. Günstige Wirkungen gehen deshalb aus auf alle rhythmischen Abläufe im Körper wie Herzschlag, Atmung und Verdauung. Durch die entspannende Wirkung ist Zimt durchblutungsfördernd und kräftigend, was die Erholungsphase der Rekonvaleszenz verkürzt.

Im geistig-seelischen Bereich werden Hirnströme harmonisiert, so dass Gedanken ruhiger und klarer werden, die Willenskraft steigt und die Intuition verlässlicher wird. Zimt soll vor allem bei seelischen Zuständen helfen, die von einem Durcheinander der Gefühle gekennzeichnet sind bzw. von einem Schwanken zwischen extremen Gefühlen. Zimt verlangsamt den Rhythmus zwischen polaren Gefühlen, was zu mehr innerer Ruhe führt.

Zimt verhilft zu einem wohligen, heimeligen Gefühl und kann helfen bei Gefühlskälte, Verkrampfung und Angst.

Der starken Bedeutung von Lebensmitteln und Gewürzen im Ayurveda haben wir es wohl auch zu verdanken, dass die traditionellen Heilanwendungen zunehmend mit wissenschaftlichen Mitteln überprüft werden. Die Ergebnisse sind nur für denjenigen verblüffend, der das Potential des alten asiatischen und indischen Heilwissens unterschätzt. Seit jeher wurde Zimt im

Ayurveda bei Diabetes eingesetzt. Wie im übernächsten Kapitel beschrieben, ganz zu recht.

4. Moderne Phytotherapie

Apotheker kennen den Zimt als „Cortex Cinnamomi“. Die traditionelle Phytotherapie empfiehlt die Droge bei Magenerkrankungen, zur Förderung der Verdauung und als mild blähungstreibendes Naturmittel.

Die Hauptwirkungen gehen vom ätherischen Öl und den Scharfstoffen aus; Gerb- und Schleimstoffe sind von untergeordneter Bedeutung. Die Wirkungen sind:

- Antibakteriell
- Antimykotisch
- Verdauungsfördernd
- Blähungswidrig
- Adstringierend
- Herz-Kreislaufstärkend
- Blutstillend
- Nervenstärkend
- Erotisierend.

Anwendungen findet Zimt wegen der enthaltenen Schleimstoffe bei trockenem Reizhusten, Heiserkeit und Rachenentzündungen. Äußerlich unterstützt Zimt die Wärmetherapie von Sportverletzungen, Gelenkentzündungen und rheumatischen Erkrankungen.

Zimt wurde in früheren Zeiten auch zur Förderung der Menstruation verwendet. Dies ist ein Hinweis darauf, dass er Wehen auslösen könnte und bei Schwangerschaft nicht in größeren Mengen genossen werden sollte. Aus reiner Vorsicht sollten Schwangere also auf die kurmäßige Einnahme verzichten.

Inhalts- und Wirkstoffe

Der moderne Mensch benötigt rationale Beweise, um einzelne Pflanzen als Heilpflanzen zu akzeptieren. Daher sind in den letzten Jahrzehnten nahezu alle Heilpflanzen genau analysiert worden, um die heilsamen Inhaltsstoffe zu finden. Der Zimt gehört zu den glücklichen Pflanzen, die diese Labor-Prüfungen bestanden haben. Neben Invertzucker, Mannit, Harz, Calciumoxalat und Pflanzenfasern sowie Mineralstoffen findet man ätherische Öle und Scharfstoffe, die für den Geschmack und die Heilwirkungen des Zimts verantwortlich sind.

Mindestens 1,2 % ätherisches Öl findet man in der getrockneten Zimtrinde. Leider geht ein Teil davon bei der Lagerung verloren.

Die wichtigste Scharfstoffgruppe bilden Eugenol und Linalool (wirkt krampfvorbeugend, antiseptisch), organische Verbindungen, die eine lange Kette von Kohlenwasserstoffen haben, die in ihrer Länge variiert und auch für die Schärfe der Substanz verantwortlich ist. Scharfstoffe mit langer Kohlenwasserstoffkette sind milder als solche mit kurzer.

Als weitere Hauptwirkstoffe sind ermittelt:

1. Im ätherischen Öl die Bestandteile Zimtaldehyd (Cinnamol), Benzaldehyd, Pinen (wirkt schleimlösend, insektizid), Cymen (wirkt narkotisierend), Phillandren
2. Trans-Zimtsäure
3. Phenylpropane
4. Terpene
5. Gerbstoffe
6. Pflanzenschleime.

Verträglichkeitstest

Vereinzelt reagieren Menschen allergisch auf Zimt. Vor der konzentrierten täglichen Anwendung oder in Form einer Kur sollten Sie sicherheitshalber einen einfachen Verträglichkeitstest durchführen, besonders, wenn bei Ihnen bereits

Allergien gegen andere Substanzen oder Lebensmittel bekannt sind.

Im ersten Schritt streuen Sie etwas Zimt-Pulver auf die recht empfindliche Haut der Armbeuge und geben wenige Tropfen Wasser darauf. Bei Rötung der Hautpartie reagieren Sie höchstwahrscheinlich allergisch auf Zimt und sollten auf die intensive Einnahme verzichten.

Gibt es auf der Haut keine Reaktion, führen Sie noch den zweiten Test durch:

Kochen Sie ein ca. zwei Zentimeter langes Stück Zimtstange oder ¼ Teelöffel Zimtpulver in 150 Milliliter Wasser kurz auf und lassen es noch fünf Minuten ziehen. Haben Sie Pulver verwendet, sieben Sie den Aufguss durch einen Papier-Kaffeefilter ab und lassen Sie ihn bis auf Trinktemperatur abkühlen.

Messen Sie eine Minute lang in Ruhe Ihren Puls. Trinken Sie dann ein Glas des Zimt-Aufgusses. Warten Sie in Ruhe eine weitere Minute, bevor Sie sich erneut 60 Sekunden lang den Puls messen. Wiederholen Sie die Pulsmessung nach weiteren 15 Minuten. Bleibt der Pulsschlag in etwa gleich, können Sie davon ausgehen, dass Sie Zimt vertragen. Hat sich die Anzahl der

Pulsschläge in Ruhe um mehr als 20 erhöht, spricht dies für eine Unverträglichkeit. Wiederholen Sie den Test am nächsten Tag noch einmal, um sicher zu gehen.

Testen Sie die Verträglichkeit besonders bei Neigung zu Allergien, Magenerkrankungen und wenn Sie unter Bluthochdruck leiden. Brechen Sie die Kur ab, wenn Beschwerden auftreten sollten.

Ein leichtes Unwohlsein in den ersten Tagen der weiter unten beschriebenen Zimt-Kur sollte Sie nicht beunruhigen. Auch beim gesunden Organismus kann es während der Kur zu Befindlichkeitsstörungen kommen, da sich die angestauten Stoffwechselschlacken aus den Zellen lösen und vermehrt im Blut zirkulieren. Diese sogenannten Erstverschlimmerungen wie Kopfschmerzen, Hautunreinheiten, Müdigkeit, Gelenkschmerzen und Magen-Darm-Beschwerden kennt man auch von anderen Fasten- und Gesundheitskuren. Sie zeigen an, dass die Ausscheidung der Giftstoffe wirklich in Gang gekommen ist und verschwinden in der Regel wieder von selbst.

Zimt und Diabetes

Die Deutsche Diabetes Gesellschaft geht davon aus, dass hierzulande 5 % der Bevölkerung zuckerkrank sind und bei noch einmal genauso vielen ein unentdeckter Diabetes vorliegt. Bereits jetzt leiden demnach 10 % der Menschen in Deutschland unter Diabetes. Wissenschaftler erwarten einen weiteren Anstieg der Diabeteserkrankungen und sagen voraus, dass der „Altersdiabetes“ in immer jüngeren Jahren zuschlägt. Die Weltgesundheitsorganisation warnt vor einer schleichenden Epidemie und erwartet, dass in den nächsten 25 Jahren die meisten Todes- und Invaliditätsfälle auf das Konto der im Volksmund „Zuckerkrankheit“ genannten Erkrankung gehen werden.

Dabei ist Diabetes nicht in jedem Fall Schicksal, sondern oft selbst verursacht. Denn die Ursachen der Diabeteswelle sind bekannt: Wir essen ungesünder, wiegen immer mehr, bewegen uns immer weniger und werden immer älter. Das bewirkt den Anstieg des Typ 2-Diabetes mellitus, auch Altersdiabetes genannt (wenngleich zunehmend auch junge Menschen darunter leiden).

Diabetes mellitus Typ 1

Nur fünf bis zehn Prozent der Diabetiker zählen zum Typ 1. Das Immunsystem zerstört die insulinproduzierenden Zellen, es kommt plötzlich zu typischen Symptomen wie Gewichtsverlust, extremer Durst und Harndrang. Die Auslöser sind noch weitgehend unbekannt, eine genetische Disposition aber bewiesen. Typ 1-Diabetiker sind meist schlank und erkranken in der überwiegenden Zahl bereits im Kindes- oder Jugendalter. Sie müssen nach Ausbruch der Krankheit zeitlebens Insulin spritzen. Eine Wirkung von Zimt ist bei dieser Krankheit bislang nicht untersucht worden. Sie ist aber leider eher nicht zu erwarten.

Diabetes mellitus Typ 2

Im Mittelpunkt unserer Betrachtung steht der weitaus am meisten vorkommende Typ 2-Diabetes, der auch immer gemeint ist, wenn nur von „Diabetes“ oder „Zuckerkrankheit“ die Rede ist. Um verstehen zu können, was sich beim Diabetes abspielt, wollen wir kurz einen Blick auf das Stoffwechselgeschehen werfen. Zucker ist ein wichtiger Energielieferant und wird aus der Nahrung in Form von Kohlenhydraten aufgenommen. Je kürzer die Ketten der Kohlenhydrate, umso schneller werden sie verdaut und aufgenommen. Beim sogenannten Blutzucker handelt es sich um den kleinsten Baustein, der als Glucose oder Traubenzucker bezeichnet wird. Nüchtern liegt der Anteil der Glucose bei 60 bis 100 Milligramm pro Deziliter (mg/dl), auch als mg% angegeben.

Unsere Körperzellen entnehmen die Glucose aus dem Blut und gewinnen daraus Energie, die sie zum Leben benötigen. Der Übertritt in die Körperzelle ist ein aktiver Vorgang, bei dem quasi als „Türöffner" der Stoff Insulin benötigt wird. Ohne Insulin kann Zucker die Zellmembranen nicht durchdringen, verbleibt im Blut und reichert sich dort an.

Nach zuckerhaltigen Mahlzeiten steigt der Blutzuckerspiegel beim Gesunden bis auf maximal 140 mg% an. In dieser Bandbreite arbeiten die Körperzellen optimal, sie können ihre volle Leistung erbringen.

Insulin ist ein körpereigener Regulationsstoff, ein Hormon. Produziert wird es in Beta-Zellen innerhalb der Bauchspeicheldrüse, die nach ihrem Entdecker Langerhans'sche Inseln genannt werden. Sie stellen immer gerade so viel Insulin her und schütten es ins Blut aus (nicht in den Dünndarm wie den Verdauungssaft, den die Bauchspeicheldrüse ebenfalls produziert), dass der Blutzuckerspiegel in der gesunden Bandbreite bleibt.

Beim Diabetes vom Typ 2 ist die Produktionskapazität der Beta-Zellen oder die Sensibilität der Zellen für Insulin verringert. Nach der Aufnahme von kurzkettigen Kohlenhydraten steht nicht genügend Insulin zur Verfügung, so dass der Blutzuckerspiegel über die Marke von 140 mg% hinaus bis hin zu Werten von mehreren hundert mg% ansteigen kann. Zunächst wird dies kaum bemerkt, denn es gibt nicht wie beim Typ 1 heftige und spürbare Symptome.

In der ersten Phase eines „verborgenen Diabetes“ versucht die Bauchspeicheldrüse, vermehrt Insulin auszuschütten, um eine mangelhafte Wirkung auszugleichen. Der Nüchtern-Zuckerspiegel ist dann noch nicht erhöht. Erst im Belastungstest beim Arzt, bei dem 75 Gramm Glucose zugeführt werden, zeigt sich, dass der Blutzuckerspiegel auf Werte zwischen 140 und 199 mg% ansteigt. Ab 125 mg% Blutzucker nüchtern und 200 mg% im Belastungstest spricht der Arzt von einem manifesten Diabetes.

Die Folgen eines unbehandelten Diabetes sind leider gravierend, denn der zu hohe Blutzuckerspiegel führt u.a. zu Erkrankungen an Gefäßen und Nerven. Zu den häufigsten Spätfolgen eines Diabetes zählen Schäden an Augen, Nieren, an Herz und peripheren Gefäßen. Außerdem treten Durchblutungsstörungen und Schmerzunempfindlichkeiten auf. Es entstehen leichter Wunden an Haut und Gewebe, die schlechter oder gar nicht heilen. Im schlimmsten Fall müssen Füße oder Beine amputiert werden, in Deutschland zur Zeit bereits ca. 30.000 mal im Jahr aufgrund von Diabetes.

Das Risiko, an Diabetes zu erkranken, steigt rasant, wenn Übergewicht vorliegt. Eine Vorstufe des „Altersdiabetes“ kann man bereits bei 35 Prozent fettleibiger Kinder feststellen. Es gibt eine eindeutige Beziehung zwischen Fettanteil des Körpers und Empfindlichkeit der Körperzellen für Insulin: je mehr Fett, umso weniger reagieren die Zellen und umso mehr Zucker verbleibt im Blut. Zwar wird auch beim Diabetes vom Typ 2 eine genetische Komponente diskutiert. Diese kann nach Studienergebnissen aus den USA, China und Finnland jedoch ausgeschaltet werden durch die Vermeidung von Übergewicht, eine gesunde Ernährung und Bewegung. Das verhindert einfach, dass die Beta-Zellen vorzeitig „müde“ werden.

Da ein Diabetes oft nicht sofort bemerkt wirkt, sind vorbeugende Tests empfehlenswert. Mit Urinstreifen kann getestet werden, ob der Körper vermehrt Glucose ausscheidet. Am sichersten ist die Bestimmung des Zuckerwertes im Blut. Dazu genügt ein kleiner Tropfen. Alle zwei bis drei Jahre sollte jeder Erwachsene älter als 50 Jahre den Blutzucker bestimmen lassen. Warnzeichen und Vorboten eines Diabetes können sein:

- Vermehrtes Wasserlassen
- Starker Durst
- Müdigkeit, Abgeschlagenheit
- Sehstörungen
- Schlechte Wundheilung
- Hautjucken
- Gewichtsverluste
- Taubheit an Händen oder Füßen.

Neue wissenschaftliche Erkenntnisse: Zucker und Zimt

Bereits im 16. Jahrhundert wurde die Kombination von Zucker und Zimt als besondere Gaumenfreude erwähnt. Mit dieser Kreation führen wir unserem Organismus aber nicht nur eine sehr leckere, sondern auch eine sehr sinnvolle Mischung zu. Denn der Zimt ist in der Lage, den Anstieg des Blutzuckerspiegels zu bremsen. Für den Gesunden stellt der Blutzuckeranstieg kein Problem dar, wohl aber für Diabetiker und Übergewichtige.

Die ersten Hinweise auf einen Faktor in Gewürzen, der die Wirkung von Insulin ersetzen oder verstärken kann, stammen aus dem Jahr 1990 von biomolekularen Laborversuchen. In 1998 und 2001 verstärkten sich durch weitere Veröffentlichungen Hinweise auf Inhaltsstoffe in Zimt, die eine Wirkung auf Insulinrezeptoren von Zellen ausüben. Dies nahm eine internationale Gruppe von Wissenschaftlern zum Anlass, eine Studie zu konzipieren, die mögliche Wirkungen von Zimt am Menschen untersuchen sollte. Beteiligt waren das Institut für Humanernährung sowie das Institut für Medizin in Peshawar in Pakistan sowie das Labor für Ernährung am Human Research Center in Beltsville in den USA. Veröffentlicht wurden die Ergebnisse um die Wissenschaftler Alam Khan und Richard A. Anderson 2003 in der Fachzeitschrift „Diabetes Care".

Es nahmen insgesamt 60 Frauen und Männer im Alter von 46 bis 59 Jahren an der Studie teil, die im Durchschnitt bereits sieben Jahre an Diabetes mellitus Typ 2 litten (Blutzuckerspiegel nüchtern 140 bis 400 mg%), kein Insulin, aber eine medikamentöse Behandlung erhielten. Diese Diabetesmedikamente wurden während der Studie nicht geändert. Alle Personen durften im Beobachtungszeitraum von 60 Tagen ihre Ernährung nicht umstellen oder andere Medikamente verwenden. Nach dem Zufallsprinzip (randomisiert) wurden sechs Untergruppen gebildet, denen entweder ein Placebo gegeben wurde (Kapseln mit Weizenmehl) oder Kapseln mit unterschiedlichen Dosierungen von gemahlenem Zimt. Die Tagesdosis Zimt betrug 1, 3 oder 6 Gramm.

Das Ergebnis der Placebo-kontrollierten, randomisierten Doppelblindstudie erfüllt nach westlichen Wissenschaftskriterien die höchsten qualitativen Ansprüche. Es wurden Blutuntersuchungen vor dem Start, nach 20 Tagen (Halbzeit der Einnahme), nach 40 Tagen (Ende der Einnahme) sowie nach 60 Tagen (20 Tage nach Ende der Einnahme) durchgeführt. Bestimmt wurden Blutzuckerspiegel, Triglyceride, Gesamtcholesterinwert, LDL- und HDL-Cholesterinwerte.

Nüchtern-Glucosespiegel bei Einnahme von 1 bis 6 g Zimtpulver pro Tag

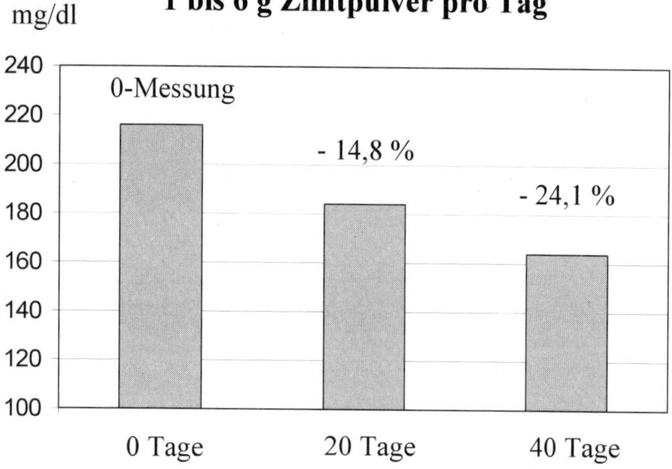

Quelle: Diabetes Care Band 26, Nummer 12, Dez. 2003, Seiten 3215-3218

Frappierend das Resultat: Nach 20 Tagen lag der Nüchtern-Glucosespiegel bei den Gruppen, die täglich Zimt erhalten hatten, um durchschnittlich 15 %, nach 40 Tagen sogar um 24 % niedriger. Der Blutglucosespiegel der Versuchspersonen fiel von durchschnittlich 216 mg% zu Beginn der Studie auf 184 mg% nach 20 Tagen und auf 164 mg% nach 40 Tagen. Auch das Gesamtcholesterin war um 13 bzw. 17 % verbessert.

Nüchtern-Gesamt Cholesterin bei Einnahme von 1 bis 6 g Zimtpulver pro Tag

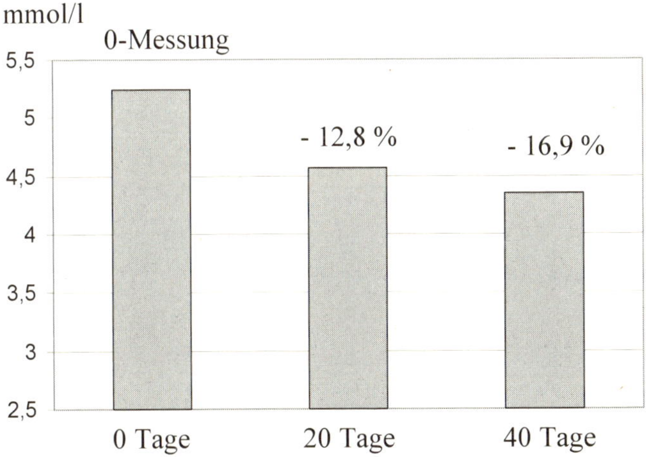

Quelle: Diabetes Care Band 26, Nummer 12, Dez. 2003, Seiten 3215-3218

Besonders bemerkenswert ist, dass Zimt gezielt das „böse“ LDL-Cholesterin senkt, nämlich zwischen 12 und 14 %. Für Übergewichtige und Diabetiker ist dies ein Zusatzeffekt, der für die zukünftige Gefäß-Gesundheit gar nicht hoch genug eingeschätzt werden kann.

Nüchtern-LDL-Cholesterin bei Einnahme von 1 bis 6 g Zimtpulver pro Tag

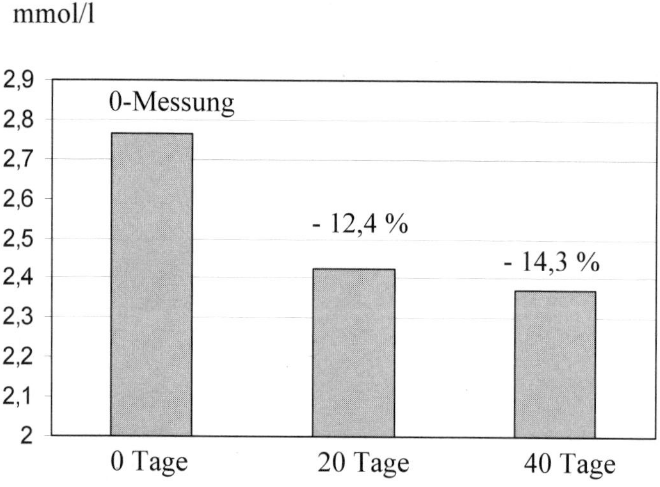

Quelle: Diabetes Care Band 26, Nummer 12, Dez. 2003, Seiten 3215-3218

Die Triglyceride lagen um 14 bis 27 % niedriger. Das bedeutet, dass das Blut durch Zimteinnahme weniger Fette transportiert, leichter fließt und auch in kleinen Kapillaren gut zirkuliert. In der Studie zeigte sich lediglich bei den HDL-Cholesterinen keine signifikante Verbesserung.

Nüchtern-Triglyceride bei Einnahme von 1 bis 6 g Zimtpulver pro Tag

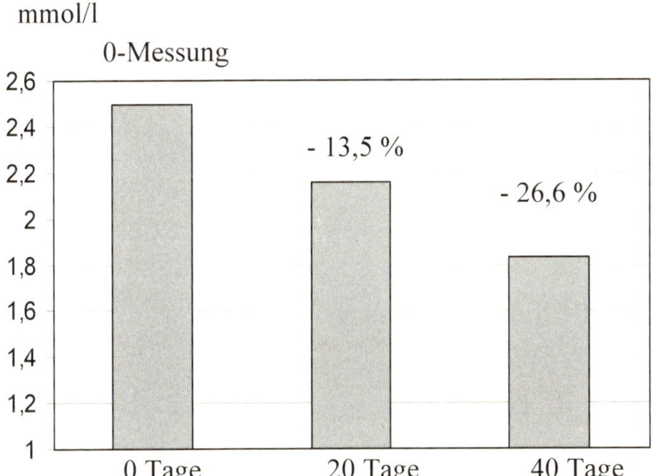

Quelle: Diabetes Care Band 26, Nummer 12, Dez. 2003, Seiten 3215-3218

Tendenziell lagen die Blutwerte nach 40 Tagen jeweils besser als nach 20 Tagen Zimteinnahme, was dafür spricht, mit Zimt eine längerfristige Nahrungsergänzung durchzuführen. Die höheren Dosierungen brachten auf kurze Distanz stärkere Effekte. Kurmäßig ist also eine Dosierung bis zu sechs Gramm sinnvoll. Selbst bei dieser hohen Dosierung zeigten sich im Übrigen keine Nebenwirkungen.

Langfristig reicht die Dauereinnahme von einem Gramm Zimt, um signifikante Verbesserungen zu erzielen. Nach Beendigung der Studie stiegen die Werte wieder an, und in den Placebo-Gruppen wurden keine Veränderungen registriert.

Richard Anderson, der die Studie von amerikanischer Seite aus begleitete, meinte dazu in der Los Angeles Times 12/2003, er kenne nichts, was die Glucose-, Triglycerid- und Cholesterinwerte auch nur annähernd so stark verbessern kann. Dr. Lois Jovanovic vom Sansun Diabetes Research Institute in Santa Barbara in Kalifornien äußerte sich ähnlich begeistert über das Resultat der wissenschaftlichen Studie über Zimt. Es sähe wirklich danach aus, dass Zimt helfen könnte, die Diabetes-Epidemie einzudämmen. Denn Zimt sei etwas, was jeder verwenden kann, ohne seine Gewohnheiten allzu sehr verändern zu müssen.

Der Mechanismus, welcher hinter der blutzuckersenkenden Wirkung steckt, wird heute noch nicht gänzlich verstanden. Die die Studie durchführenden Forscher meinen, die Wirkung zum Teil an einer im Zimt enthaltenen Substanz „MHCP“ (Methylhydroxy-Chalcone-Polymer) festmachen zu können. Im Laborexperiment wirkt MHCP, eine wasserlösliche Polyphenolverbindung, ähnlich wie Insulin und verstärkt die Aufnahme von Glucose in die Zellen. Zimt reduziert gleichzeitig eine Insulin-Resistenz der zuckeraufnehmenden Zellen und reduziert die Stimulation der Synthese des Insulin-Gegenspielers Glucagon.

Es wird wohl noch einiger Studien bedürfen, bis der Mechanismus endgültig geklärt ist. Da gleichzeitige Effekte auf Glucose, Cholesterin und Trigyceride im Blut beobachtet werden, spricht einiges dafür, dass nicht ein einzelner Wirkstoff dafür verantwortlich sein kann.

Anwendungsempfehlung von Zimt bei Diabetes mellitus Typ 2

- Minimum: Tagesdosis 1 Gramm Zimtpulver
- Maximum: Tagesdosis 6 Gramm Zimtpulver
- Es ist eine Dauereinnahme zu empfehlen, da die Wirkung nach Absetzen der Zimteinnahme wieder nachlässt.
- Zu Beginn der Einnahme bringt eine höhere Dosierung eine schnellere Wirkung.
- Zur Dauereinnahme sind 1 Gramm Zimtpulver ausreichend.
- Häufiger den Blutzuckerspiegel messen und die Dosierungen von Medikamenten nach Absprache mit dem Arzt auf die Wirkung des Zimts abstimmen.

Bei Diabetes wird Zimt in Anlehnung an die Studienergebnisse mit mindestens ein Gramm pro Tag zur Einnahme empfohlen. Diese Menge kann man kaum in den täglichen Speiseplan integrieren. Wer will schon jeden Tag von morgens bis abends sämtliche Speisen von einem so vorherrschenden Gewürz bestimmen lassen? Praktischer ist die Einnahme in Form von Kapseln, die mit Zimtpulver gefüllt sind. Dosieren Sie so, dass Sie auf Dauer pro Tag mindestens ein Gramm Zimt zuführen. Wenn Sie es gut vertragen, ist eine Zufuhr laut Studie bis zu sechs Gramm am Tag möglich und besonders zu Beginn der Behandlung auch sinnvoll, um schnelle Effekte zu erzielen.

Unvorhergesehene Anstrengungen erfordern ein erhöhtes Angebot an Glucose. Bei nicht angepasstem Nahrungsangebot bzw. Insulingabe oder Tablettendosierung kann auch unter dem Einfluss des blutzuckersenkenden Effektes von Zimt unter Umständen eine Unterzuckerung, die sogenannte Hypoglykämie, auftreten. Sie macht sich durch Zittern, Schweißausbrüche sowie Herzrasen bemerkbar und kann bis hin zu Bewusstlosigkeit führen. Sofortige Abhilfe sollte dann durch Traubenzucker-Einnahme oder süße Getränke geschaffen werden.

So hilft Zimt beim Abnehmen

Diabetikern wurde früher empfohlen, eine strenge Diät mit extrem wenigen Kohlenhydraten einzuhalten. Und Übergewichtigen wurde empfohlen, die Kalorien zu zählen. Heute erkennt man, dass beide gleich zu behandeln sind, und zwar nach dem sogenannten Diabetes-Prinzip. Wichtiger als alles ist die Steuerung der Qualität der Kohlenhydrate. Warum? Im Darm spalten Verdauungsenzyme die Nahrungsbestandteile, auch die Kohlenhydrate, in kleinste Teile, damit sie ins Blut übertreten können. Die kleinsten Teile der Kohlenhydrate sind Trauben- und Fruchtzucker. Je kürzer die Kohlenhydratketten, umso schneller die Aufnahme. Und umso so stärker steigt der Blutzuckerspiegel an (siehe Schaubild 1).

Verständlich wird so, weshalb Diabetiker nicht zu viele leicht aufnehmbare, kurzkettige Kohlenhydrate zu sich nehmen sollten, also süße, zuckerhaltige Speisen, Weißmehlprodukte sowie zuckerhaltige Getränke. Langsamer steigt der Blutzucker, wenn die Kohlenhydrate langkettig sind, also z.B. aus Stärke herrühren und zusätzlich mit Ballaststoffen vermengt sind, die die

Aufnahme verzögern (Schaubild 2). Also sind Vollkornprodukte angesagt und Hülsenfrüchte.

Die Maßeinheit für den Blutzuckeranstieg wird als Glykämischer Index (GI) bezeichnet. Manche Autoren benutzen auch die Abkürzung „GLYX“ (siehe Buchempfehlungen auf Seite 93). Der Glykämische Index ist ein Maß dafür, wie stark der Blutzuckerspiegel nach dem Verzehr ansteigt im Verhältnis zu reiner Glucose, die als Vergleichsmaßstab mit dem Wert von 100 festgelegt ist. Exakt handelt es sich um die Fläche unterhalb der Blutzuckerkurve (siehe folgende Abbildungen).

Aber nicht nur für Diabetiker ist es sinnvoll, Lebensmittel mit niedrigem GI zu bevorzugen. Sie helfen auch beim Abnehmen! Vom Grundsatz her sind moderne Diät-Empfehlungen für Diabetiker vom Typ 2 und Übergewichtige nämlich identisch. Bei beiden steht das Insulin im Mittelpunkt der Betrachtung. Das körpereigene Hormon gehört zu den bedeutendsten und am stärksten wirkenden Regelsubstanzen. Zusammen mit dem Gegenspieler Glucagon kontrolliert Insulin die Verteilung und Speicherung von Energie in unserem Körper. Neben den Kohlenhydraten unterliegen zusätzlich die Aminosäuren als Eiweißbausteine und die Fettsäuren als Fettbausteine der Regulierung des Insulins.

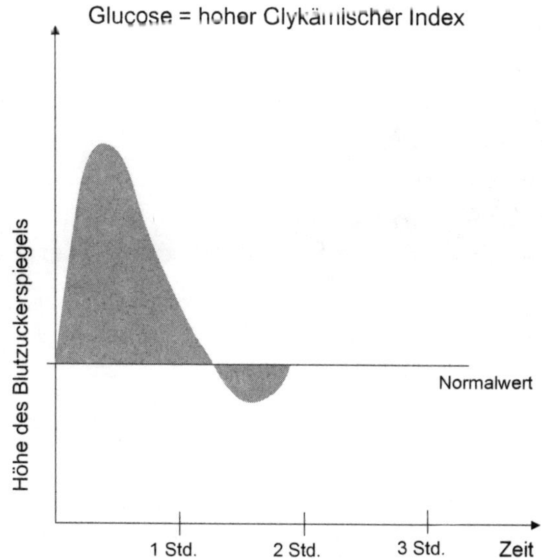

Schaubild 1: Verlauf des Blutzuckerspiegels nach Glucose-Aufnahme (chematisch)

Der Glykämische Index (GI) erklärt auch, warum Diabetiker oft übergewichtig sind: Steigt der Blutzuckerspiegel schnell nach der Nahrungsaufnahme und verbleibt er lange hoch, kreist viel Zucker im Blut, was für den Stoffwechsel ein Signal darstellt, dass überschüssige

Energie vorliegt. Unser Körper wandelt dann Zucker-Kalorien in die Depotform um, nämlich in Speicherfett als Sicherheit für schlechte Zeiten. Übergewicht entsteht.

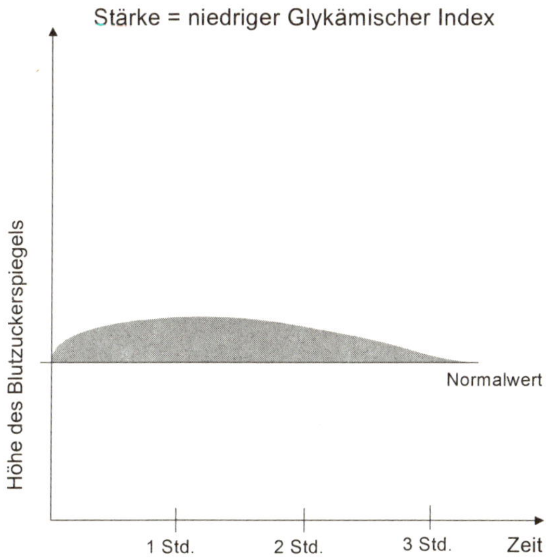

Schaubild 2: Verlauf des Blutzuckerspiegels nach Stärke-Aufnahme (chematisch)

Es wird klar, dass man bei Umkehrung dieses Vorgangs, den ich auch als „Diabetes-Prinzip" bezeichne, schnell und effektiv abnehmen kann. Man muss nur erstens dafür sorgen, dass aufgrund der Nahrungszufuhr wenig Insulin ausgeschüttet wird. Das bringt die Beachtung des GI. Und man sorgt zweitens dafür, dass der Blutzucker niedrig bleibt. Das bringt die Einnahme von Zimt, wie die wissenschaftliche Studie bewiesen hat. Und zwar nicht nur beim Diabetiker, sondern bei allen Übergewichtigen. Denn durch die Einnahme von ein bis sechs Gramm Zimt pro Tag bleibt der Blutzuckerspiegel unten, auch wenn der Glykämische Index der Nahrungsmittel nicht immer optimal niedrig liegt. Das ist die revolutionierendste Erkenntnis der letzten Jahre im Bereich der Diäten!

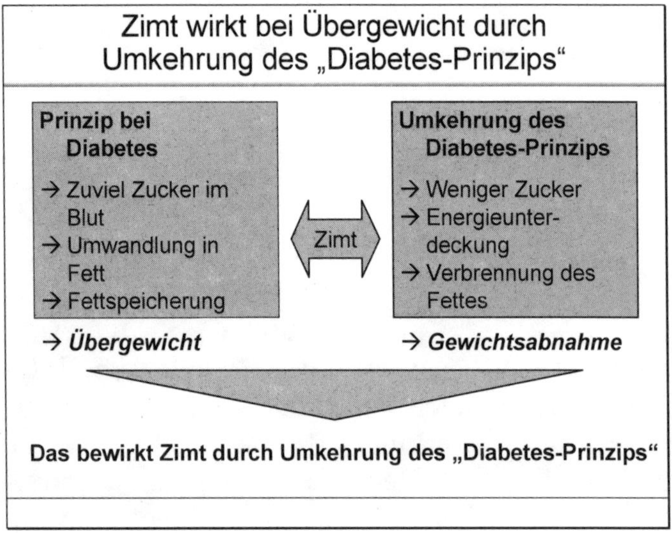

Was ist noch zu beachten, wenn man einen schnellen und nachhaltigen Erfolg beim Gewichtsabbau erzielen will? Die Speisen sollten vermehrt pflanzliches Eiweiß enthalten. Das verzögert die Magenentleerung und verringert den Blutzuckeranstieg. Orientieren Sie sich weiterhin daran, was den Menschen vor der industriellen Nahrungsmittelversorgung zur Verfügung stand, denn es steht fest, dass unser Stoffwechsel genetisch noch immer auf diese Bedingungen programmiert ist. Positiv sind Gemüse, Salate und frisches Obst. Ergänzungen mit Nüssen, Samen und Sprossen sind gut. Und gegen seltene Ergänzungen mit Fisch und Fleisch ist wohl auch nichts einzuwenden – wenn man sein Zielgewicht bereits erreicht hat.

Nichts zu halten ist in diesem Zusammenhang von übertriebenen Diäten, die Kohlenhydrate insgesamt minimieren („Low-Carb“) und dafür eine unbegrenzte Fleischzufuhr erlauben oder sogar fordern. Hier überwiegen die negativen Auswirkungen der weniger wertvollen Bestandteile: minderwertige Fette, Cholesterin und evtl. Rückstände aus der Intensiv-Tierzucht.

Starke Blutzuckerschwankungen sollten vermieden werden, denn sie provozieren ja die Einlagerung von Energie und verhindern deren Abbau. Unterzuckerung bereits kurz nach Zuckergenuss lässt schnell wieder Heißhunger auf Süßes entstehen. Man vermeidet dies bei Lebensmitteln mit niedrigem Glykämischen Index (GI) und durch Verteilung der Nahrungsaufnahme auf mehrere kleine Mahlzeiten. Also sind Zwischenmahlzeiten vorzusehen, die einen niedrigen Glykämischen Index aufweisen. Dazu eignet sich hervorragend ein Glas Soja-Drink (auch als Sojamilch bezeichnet). Sie liefert hauptsächlich hochwertiges Pflanzenprotein, wenig Pflanzenöl und quasi keine Kohlenhydrate. Als Zugabe erhält man die wertvollen Soja-Isoflavone, die Wechseljahres-Beschwerden und Osteoporose vorbeugen. Soja-Drink sättigt gut, ist also ein echter Glücksfall. Sie steigern den Effekt noch, wenn Sie den Soja-Drink mit einem Esslöffel konzentriertem Pflanzenprotein und Pflanzenballaststoffen anreichern.

Diese Ableitungen aus den neuesten ernährungsmedizinischen Erkenntnissen stellen den Kern der im Folgenden dargestellten Zimt-Kur dar. Sie ist eine wahre Diät-Revolution, denn so wenig musste man noch nie tun, um bei bester Laune effektiv abzunehmen.

Übergewicht

Das Deutsche Institut für Ernährung geht davon aus, dass fast 50 % der Bevölkerung über 40 Jahre zu viele Pfunde auf die Waage bringen. Übergewicht ist in der Regel die Folge davon, dass dem Körper mehr Energie zugeführt wird, als er verbraucht. Mit anderen Worten: wir essen zu viel und bewegen uns zu wenig. Trotz des vielen Essens bleibt oft das Gefühl zurück, nicht genug Nahrung zum Leben zu bekommen. Denn Essen ist nicht bloßes Magenfüllen. Unser Organismus verlangt nach lebendiger, vitalstoffreicher Kost, um die Leistung, die gefordert wird, erbringen zu können.

Fast Food, Schleckereien, süße und fetthaltige Snacks, zuckerhaltige Erfrischungsgetränke, Weißmehlprodukte und Konserven liefern kaum noch, was unser Körper wirklich braucht, dafür aber jede Menge an Kalorien. Übergewicht ist nicht nur ein ästhetisches Problem, sondern auch ein erheblicher Risikofaktor für die Entstehung chronischer Erkrankungen wie Arteriosklerose, Diabetes, Rheuma und Erkrankungen des Stützapparates sowie der Gelenke.

Body-Mass-Index (BMI)

Der BMI (Body-Mass-Index) gibt einen Vergleichswert an für ein gesundes Körpergewicht. Er setzt Körpergröße und Körpergewicht ins Verhältnis und ist genauer als die früher übliche Faustformel: Körpergröße in Zentimetern minus 100 = Normalgewicht in Kilogramm. Genau berechnet sich der BMI aus dem Körpergewicht (in Kilogramm), dividiert durch das Quadrat der Körpergröße (in Metern). Die Formel lautet:

BMI = Körpergewicht (kg): (Körpergröße in m)^2. Die Einheit des BMI ist demnach kg/m^2, wird jedoch meist nicht mit angegeben.

Ein Beispiel: Eine Person mit einer Körpergröße von 160 cm und einem Körpergewicht von 60 kg hat einen BMI von 23,4, errechnet wie folgt: 60 kg : (1,6 m)^2 = 23,4.

Noch einfacher bedient man sich eines Rechners im Internet, zum Beispiel von der Universität Hohenheim unter www.uni-hohenheim.de. Hier gibt man nur die beiden Werte ein und erhält das Ergebnis umgehend angezeigt.

Für die Einteilung der Schwere von Über- oder Untergewicht wurden folgende Vergleichswerte festgelegt:

BMI bis 20 = Untergewicht: Sie dürfen zunehmen, sollten aber nicht von einem Extrem in´s andere fallen und maßlos losschlemmen.

BMI 20 - 24 = Normalgewicht: kontrollieren Sie Ihren BMI regelmäßig und halten Sie Ihr Gewicht, indem Sie auf den Glykämischen Index achten!

BMI 25 - 29 = leichtes bis mäßiges Übergewicht: abnehmen wird angeraten, am besten mit der Zimt-Kur!

BMI 30 - 39 = deutliches Übergewicht: unbedingt mit der Zimt-Kur intensiv abnehmen!

BMI ab 40 = sehr starkes Übergewicht: unbedingt abnehmen mit der Zimt-Kur intensiv und evtl. die Hilfe einer Ernährungsberatung in Anspruch nehmen!

Der BMI von Frauen sollte eher etwas unterhalb der Richtwerte liegen, mit zunehmendem Alter ist ein leicht höherer Wert auch noch in Ordnung.

Ich empfehle bei einem BMI ab 24 – und wenn Sie Ihr ganz persönliches Wohlfühlgewicht erreichen oder halten wollen – zunächst die Zimt-

Kur und eine dauerhafte Berücksichtigung des Glykämischen Index.

Ein echter Glücksfall: die Zimt-Kur

Die Kombination von Zimt mit der Beachtung des Glykämischen Index ist ein echter Glücksfall für Übergewichtige. Die Zimt-Kur light ist der Einstieg in eine leichte, unbeschwerte Lebensweise. Sie bringt schnelle Erfolge, ist leicht umzusetzen und erfordert keinen großen Aufwand. Je nach Engagement kann man sie locker, fast nebenbei betreiben, indem man einige Grundregeln beachtet und drei Gramm Zimt in Kapseln täglich zu sich nimmt.

Oder man betreibt sie etwas ernsthafter und isst für die Dauer der Kur nach einem kalorienreduzierten Plan, der überwiegend Zutaten mit niedrigem GI enthält und dazu noch oft Zimt als Gewürz (Zimt-Kur intensiv).

Mit den Zimt-Kuren können Sie zwischen einem und drei Kilogramm pro Woche spielend verlieren. Da Zimt auch „im Kopf" entkrampfend und lockernd wirkt, ist die gute Laune trotz Diät nicht gefährdet.

Diabetiker, die Insulin oder Tabletten nehmen, müssen beim Abnehmen mit den Zimt-Kuren ihre Medikamentierung der verringerten Nahrungszufuhr anpassen. Also häufiger den Blutzucker messen und vorher den behandelnden Arzt befragen.

Die Zimt-Kuren verbessern Diabetes UND Übergewicht:

Zimt-Kur light	Zimt-Kur intensiv
- 3 Gramm Zimt / Tag - 2 x Soja-Kurdrink - Normalkost (orientiert am Glykämischen Index)	- 3 Gramm Zimt / Tag - 2 x Soja-Kurdrink (= 150 Kalorien) - 850-Kalorien-Kost
Design: - 10 Tage lang - nur leichte Abweichung zur Normalkost	Design: - 3 Tage 1.000 Kcal - 1 Tag normal - 3 Tage 1.000 Kcal - 1 Tag normal - 2 Tage 1.000 Kcal
1 – 2 Kg	**3 Kg und mehr**

1. Zimt-Kur light

Zimt-Kur light

Kur-Design:

Sie nehmen täglich **drei Gramm Zimt** in Form von Kapseln zu sich, und zwar möglichst gleichmäßig über den Tag verteilt. Nehmen Sie die Kapseln mit etwas Flüssigkeit zum Essen.

Trinken Sie täglich **zweimal** zur Zwischenmahlzeit einen **Soja-Kurdrink**:

- 1 Esslöffel Konzentrat aus Sojaprotein und Pflanzenballaststoffen in ein Glas geben
- 150 ml Soja-Drink ungesüßt (vor Gebrauch gut schütteln!) darüber gießen und umrühren.

Ungesüßter Soja-Drink wird lediglich aus Sojabohnen hergestellt, die mit Wasser aufgekocht und zerkleinert werden. Er liefert pro 100 Milliliter nur 36 Kalorien. Hochwertiges pflanzliches Eiweiß ist mit 3,6 % der Hauptbestandteil, gefolgt vom wertvollen pflanzlichen Sojaöl.

Kohlenhydrate sind dagegen nur mit lediglich 0,6 % enthalten, und Zucker stellt den verschwindend kleinen Anteil von 0,1 %. Das macht ihn ideal geeignet für die Zimt-Kur. Mit einem Konzentrat aus Sojaprotein und pflanzlichen Ballaststoffen wird der Soja-Drink zu einer richtigen Zwischenmahlzeit, die sättigt und mit einem extrem niedrigen GI den Blutzuckerspiegel kaum ansteigen lässt.

Einen speziellen löslichen Drink aus Sojaprotein, Weizendextrin und Vanille erhalten Sie in Reformhäusern. Weizendextrin ist ein neuartiger löslicher Ballaststoff, der den Vorteil hat, keine Blähungen zu verursachen. Vanille dämpft die Lust auf Süßes, wirkt beruhigend und besänftigend auf Körper und Seele. Das Gewürz macht zufrieden, lässt Ängste und Frustrationen verschwinden und ist ein idealer „Kurbegleiter". Sollten Sie die spezielle Mischung für den Kurdrink nicht erhalten, nehmen Sie stattdessen je einen Teelöffel Pflanzeneiweißpulver und Inulin (pflanzlicher Ballaststoff – nicht mit Insulin zu verwechseln!).

Bei der **Zimt-Kur light** kontrollieren Sie Ihre Ernährung, indem Sie aufschreiben, was Sie wann essen und trinken sowie die geschätzten

Mengen. Schauen Sie sich abends Ihr Tagesprotokoll an und reflektieren Sie, ob sämtliches Essen und Trinken durch echten Hunger bedingt war oder andere Gründe vorlagen wie Frust, Lust, Gelegenheit, Langeweile, Geselligkeit etc.

Nehmen Sie sich eine Lebensmitteltabelle mit Glykämischem Index zur Hand (Literaturhinweise finden Sie am Ende dieses Buches). Die folgende GI-Tabelle macht an wichtigen Lebensmittel-Beispielen das Prinzip deutlich. Kennzeichnen Sie Ihre Lebensmittel im Tagesprotokoll wie folgt:

+ für einen niedrigen GI-Wert (unter 51) = empfehlenswerte Lebensmittel

O für einen mittleren GI-Wert (51 bis 70) = weniger empfehlenswert; nur in geringen Mengen essen; möglichst nicht mit Fett kombinieren

- für einen hohen GI-Wert (über 70) = nicht empfehlenswert; sehr wenig und sehr selten essen; nicht mit Fett kombinieren.

GI-Tabelle

–	O	+
Weißbrot	Graubrot	Vollkornbrot
Kuchen, Torten	Knäckebrot	Dinkel-Voll-korn-Brot
Toast weiß	Vollkorn-Toast	Pumpernickel
Cornflakes	Haferflocken	Frischkornbrei
Müsli mit Zucker/Schoko	Ballaststoff-Flakes	Müsli ohne Zucker
Weißmehl 405	Mehl Typ 1050	Vollkornmehl
Sago	Grieß	Weizenkeime
Reisstärke	Reis weiß	Vollkornreis
Konfitüre	Gouda	Soja-Wurst
Süßigkeiten	Fruchtschnitte	Nüsse, Samen
Joghurt mit Zuckerzusatz	Crème fraîche	Joghurt
Apfelmus gezuckert	Apfelmus ohne Zucker	Apfel roh
Banane reif	Ananas	Orange
Wassermelone	Rosinen	Erdbeeren
Kürbis	Rote Bete	Möhre roh
Zuckermais	Gewürzgurken süss-sauer	Sauerkraut milchsauer
Kakaotrunk gesüßt	Milch	Soja-Drink ungesüßt

Versuchen Sie auch, zusammengesetzte Lebensmittel wie Pizza oder Kuchen nach ihren Zutaten zu bewerten. Nun, was sagt Ihre Tagesbilanz? Überwiegen die Kreuzchen oder die Nullen und Minusstriche? Nehmen Sie sich für den nächsten Tag ganz konkrete Änderungen vor. Kaufen Sie dementsprechend ein und halten Sie das vorrätig, was Sie dazu benötigen: frisches Obst, Möhren, Joghurt, Quark, Fruchtschnitten, Nüsse, Vollkorn-Getreideflocken, Vollkorn-Brot und so weiter. Laufen Sie nicht unvorbereitet in den Tag, so als bekämen Sie nie Hunger. Lassen Sie sich weniger von Gelegenheiten verführen.

Ziehen Sie so jeden Abend Bilanz und verbessern Sie schrittweise Ihre Ernährung in Richtung GI-orientierter-Kost. Sie brauchen keine Kalorien zu zählen, lassen Sie nur überflüssiges und unbewusstes Essen weg sowie kalorienhaltige Getränke. Stellen Sie Ihre Getränke auf Wasser oder ungesüßte Tees um. Wenn es Kaffee sein muss, machen Sie ihn so dünn, dass Sie ihn ungesüßt und ohne Milch trinken können.

Erlauben Sie sich einzelne bewusste Abweichungen und Ausreißer. Sie gehören zum Leben. Genießen Sie sie und tadeln Sie sich nicht dafür.

Wiegen Sie sich täglich morgens nüchtern und berücksichtigen Sie Tagesschwankungen zum Beispiel durch unterschiedliche Zeitpunkte des Stuhlgangs. Schreiben Sie Ihr Körpergewicht in Ihr Tagesprotokoll, am besten in Form einer Tabelle oder gleich in einen Kalender.

Und das war's auch schon. Mehr müssen Sie nicht tun, um Übergewicht abzubauen. Alles andere übernehmen der Zimt und das GI-Prinzip. Je nach vorliegendem Übergewicht und abhängig davon, wie viel Sie vorher in Ihrer Ernährung anders gemacht haben, können Sie mit der **Zimt-Kur light** wöchentlich ein bis zwei Kilogramm Übergewicht verlieren. Und vergessen Sie den Jo-Jo-Effekt. Bei dieser Methode gibt es ihn nicht. Einzige Bedingung: versuchen Sie auch nach der Kur nach dem GI-Prinzip zu leben. Kontrollieren Sie Ihr Körpergewicht weiter regelmäßig und kehren Sie zur **Zimt-Kur light** zurück, so bald es sich wieder dauerhaft nach oben entwickelt.

Möchten Sie schneller abnehmen? Sind Sie nach den bisherigen Informationen richtig motiviert und möchten Sie schnelle Erfolge sehen? Dann probieren Sie die intensive Variante.

2. Zimt-Kur intensiv

Zimt-Kur intensiv

Kur-Design:

- 3 Intensiv-Kurtage mit einer Ernährung von ca. 1.000 Kalorien nach den folgenden Rezeptvorschlägen
- 1 Schalttag mit einer kalorisch normalen Ernährung
- 3 weitere Intensiv-Kurtage mit ca. 1.000 Kalorien
- 1 Schalttag mit einer normalen Ernährung
- 2 letzte Intensiv-Kurtage mit 1.000 Kalorien-Kost.

Während der gesamten zehntägigen Kur nehmen Sie **täglich** gleichmäßig über den Tag verteilt **drei Gramm Zimt** in Form von Kapseln zu sich, mit etwas Flüssigkeit zum Essen.

An allen zehn Tagen trinken Sie **täglich zweimal** zur Zwischenmahlzeit den oben beschriebenen **Soja-Kurdrink**.

Das Kurdesign sieht eine Staffelung von drei Intensiv-Kurtagen mit einem nachfolgenden „normalen“ Schalttag vor, weil sich unser Organismus auf eine kalorienverminderte Kostform einstellt. Werden drei Tage hintereinander deutlich weniger Kalorien zugeführt, geht unser Körper davon aus, dass dies längere Zeit so sein wird und schaltet um auf ein Kaloriensparprogramm: der Grundumsatz wird heruntergefahren, die Körpertemperatur erniedrigt, die Durchblutung der Extremitäten vermindert und die Nahrung bis auf die letzte Kalorie ausgenutzt. Dies sicherte in früheren Zeiten, wo immer wieder längere Hungerperioden vorkamen, das Überleben. Heute verhindert dieses Sparprogramm leider das effektive Abnehmen.

Wir schlagen dieser genetischen Programmierung ein Schnippchen, indem wir nach drei Tagen einen Tag einschieben, der wieder die bisherige volle Kalorienmenge liefert, allerdings in der Zusammensetzung an dem GI-Prinzip ausgerichtet. Also nicht Schlemmen und Völlen, sondern auch an diesem Tag bewusst essen und trinken, aber eben nicht kalorienreduziert. Das hebt die Umschaltung auf das Kaloriensparprogramm wieder auf und unser Organismus geht bei der anschließenden verminderten Zufuhr wieder an die Fettdepots. Nach jeweils drei Tagen wird also ein „Normal-Tag“ eingebaut, was den Abnehmeffekt der verminderten Kalorienzufuhr stark verbessert.

Ist das Wunschgewicht nach den zehn Tagen der Intensiv-Kur noch nicht erreicht, kann sie ohne Probleme gleich anschließend dreimal wiederholt werden. Dann sollte dem Körper eine längere Schaltpause von ein bis zwei Wochen gegönnt werden mit einer Ernährungsweise, die sich nach der oben beschriebenen Light-Kur richtet. Danach kann mit einer Periode von bis zu 40 Tagen Intensiv-Kur weiter abgenommen werden.

Die folgenden Rezeptvorschläge für die Intensiv-Kur orientieren sich an den GI-Lebensmittel-Auswahltabellen und entsprechen einer vollwertigen, aber kalorienreduzierten Kurkost mit Zimt als Gewürz. Vitalstoffreiches Vollgetreide, Gemüse, Obst und der eiweißreiche Soja-Kurdrink hält Sie voll leistungsfähig. Bei täglichen ca. 1.000 Kalorien (850 aus der Ernährung plus die beiden Soja-Kurdrinks) verlieren Sie in zehn Tagen problemlos drei Kilogramm Körperfett und mehr, je nach vorliegendem Übergewicht und vorheriger Ernährungsform. **Es gibt**

drei Hauptmahlzeiten und zweimal den Soja-Kurdrink zwischendurch. Das macht satt, und der Zimt hebt gleichzeitig die Stimmung.

Bei der Zubereitung der Mahlzeiten sollten Sie folgende Grundregeln beachten:

- Wenn Sie unter Kühle leiden oder von Verdauungsschwäche betroffen sind, erwärmen Sie die Zutaten und essen Sie wenig roh.
- Haben Sie einen empfindlichen Magen, würzen Sie mit scharfen Gewürzen ganz sparsam oder verzichten Sie darauf.
- Beim Süßen auf Zucker jeglicher Art verzichten. Wo es aus geschmacklichen Gründen unumgänglich ist, empfehle ich, ganz sparsam den natürlichen „Bio-Sirup" aus dem Reformhaus zu verwenden (alternativ Agaven- oder Birnendicksaft).
- Zum Würzen neben Zimt frische Kräuter und Gewürze verwenden. Nehmen Sie statt raffiniertem Salz das Himalaya-Kristallsalz!
- Alle Zutaten sollten so natürlich wie möglich sein, weitgehend aus biologischem Anbau, ohne Konservierungs- und künstliche Geschmacksstoffe.

- Auf Fleisch und Fleischerzeugnisse während der Kur möglichst verzichten.

- Als Getränke nur kohlensäurearmes Mineralwasser und ungesüßte Tees einsetzen.

- Für den kleinen Hunger zwischendurch empfehle ich geröstete Sojakerne (Reformhaus), die gesunde Knabber-Alternative zu Erdnüssen: 60 % weniger Fett, dafür viel Eiweiß und Ballaststoffe sowie ein super-kleiner GI-Wert!

- Als Getreide empfehle ich besonders Dinkel und den daraus hergestellten Grünkern. Denn Dinkel hat mehr Eiweiß als die anderen Getreidesorten und damit auch einen niedrigeren Glykämischen Index.

- Essentielle Fettsäuren braucht unser Körper lebensnotwendig. Da aus Kaloriengründen möglichst wenig Fett verwendet wird, muss dieses so hochwertig wie möglich sein. Deshalb empfehle ich das Rapskernöl (aus dem Reformhaus - kaltgepresst und nicht raffiniert). Nur ein Esslöffel liefert bereits 38 % des Tagesbedarfs an Omega-6-Fettsäuren und sogar 87 % der wertvollen Omega-3-Fettsäuren.

Rezeptvorschläge für die Zimt-Kurwoche intensiv

- Alle Rezepte sind für eine Person konzipiert. Sie enthalten oft Zimt zum Würzen, um den Kurerfolg zu unterstützen.
- Die Kalorien sind folgendermaßen verteilt:
  Frühstück: ca. 200 kcal
  Mittagessen: ca. 400 kcal
  Abendessen: ca. 250 kcal
  2 Zwischenmahlzeiten in Form des Soja-Kurdrinks pro Tag mit je ca. 75 kcal, so dass Sie am Tag maximal ca. 1.000 Kalorien aufnehmen.
- Die Rezepte reichen aus für 8 Intensiv-Kurtage. In welcher Reihenfolge die Speisen kombiniert werden, ist Ihnen überlassen. Der Erfolg setzt nicht die Einhaltung einer bestimmten Reihenfolge voraus.
- Nehmen Sie keine zusätzlichen Kalorien durch kalorienhaltige Getränke zu sich.

Abkürzungen: TL = Teelöffel, EL = Esslöffel,
MS = Messerspitze

Frühstück

Frucht-Müsli Muntermacher

Zutaten: *1 kleiner Apfel, 1 Mandarine, 5 EL Dinkel-Flakes, 100 ml Kefir, 1 TL Bio-Sirup*

Den Apfel schälen, vierteln, das Kerngehäuse entfernen und in Scheiben schneiden. Die Mandarine schälen und zerteilen. Die Fruchtstücke mit den Dinkel-Flakes vermischen und Kefir darüber geben. Mit Bio-Sirup süßen.

Erfrischender Obst-Gurkensalat

Zutaten: *1 Nektarine, 3 Erdbeeren, 1 Kiwi, ¼ Salatgurke, 2 EL Zitronensaft, 1 TL Bio-Sirup, 2 EL Weizenkeime*

Die Nektarine entkernen und in Stücke schneiden, Erdbeeren vierteln, Kiwi schälen, halbieren und in Scheiben schneiden. Die Salatgurke schälen, in ein Zentimeter dicke Scheiben schneiden und diese dann vierteln. Alle Frucht- und Gurkenstücke vermischen, den Zitronensaft und den Bio-Sirup darüber träufeln. Zum Schluss mit Weizenkeimen bestreuen.

Frischkäse-Brot

Zutaten: *1 Scheibe Dinkel-Vollkornbrot, 1 EL Frischkäse, 1 MS Zimt, 2 Trockenpflaumen*

Das Brot mit dem Frischkäse bestreichen. Eine Prise Zimt darüber streuen. Die Trockenpflaumen entsteinen, in Stücke schneiden und auf dem Frischkäse verteilen.

Cashew-Frischkornmüsli

Zutaten: *3 EL Dinkelschrot, 100 g fettarmer Joghurt, 1 kleiner Apfel oder anderes frisches Obst der Saison, 1 TL Bio-Sirup, 1 EL Cashewkern-Bruch*

Dinkelschrot über Nacht in ca. 3 EL Wasser einweichen. Am nächsten Morgen Joghurt unter den Schrot rühren. Obst zerkleinern und zusammen mit dem Bio-Sirup zufügen. Cashewkernbruch darüber streuen.

Dinkelreis mit Zimtsahne

Zutaten: *50 g Dinkelreis, 150 ml Soja-Drink ungesüßt, 1 kleine Birne, 4 EL Sahne, 1 TL Bio-Sirup, 1 MS Zimt*

Dinkelreis in Soja-Drink aufkochen und auf kleinster Hitze ca. 15 Minuten ausquellen lassen. Birne grob raffeln und unter den Dinkel heben. Sahne aufschlagen, mit Bio-Sirup und Zimt abschmecken. Zimtsahne zum Dinkelreis reichen.

Quark-Erdnuss-Erdbeercreme

Zutaten: *100 g Erdbeeren, 100 g Magerquark, 1 EL Zitronensaft, ½ EL Erdnussmus, 2 EL Dinkel-Flakes*

Die Erdbeeren säubern und von den Stielansätzen befreien. Je nach Größe halbieren oder vierteln. Quark, Zitronensaft und Erdnussmus mit dem Handrührgerät verrühren. Erdbeeren auf den Quark geben und mit zerkleinerten Dinkel-Flakes verzieren.

Pflaumen-Reis

Zutaten: *150 ml Soja-Drink ungesüßt, 1 MS Bourbonvanille, gemahlen, 1 MS Zimt, 1 Stück frischer Ingwer (½ cm lang), 50 g Naturreis Rundkorn, 5 frische Pflaumen oder Trockenpflaumen entsteint*

Soja-Drink mit Vanille, Zimt und geriebenem Ingwer aufkochen. Den Reis dazu geben und bei kleinster Hitze etwa 45 Minuten ausquellen lassen. Mit den Pflaumen verziert servieren.

Schnelles Kur-Frühstück

Zutaten: *1 große oder 2 kleine Scheiben Dinkel-Vollkornbrot oder 1 Dinkel-Vollkornbrötchen, ½ EL Erdnussmus, 1 Glas Soja-Drink ungesüßt*

Brot oder Brötchen dünn mit Erdnussmus bestreichen. Dazu Soja-Drink trinken. Hält wegen des niedrigen GI länger satt als süße Aufstriche plus gesüßter Kaffee.

Mittagessen

Grünkernplätzchen an Brokkoli

Zutaten: *50 g Grünkernschrot, knapp 200 ml Gemüsebrühe, 1 EL Vollkornmehl oder Vollkorn-Semmelbrösel, Rapskernöl zum Ausbacken, 100 g Brokkoli, 100 ml Wasser, ½ TL Koriander ganz, 1 TL Erdnussmus, ½ TL gekörnte Gemüsebrühe*

Grünkernschrot in Gemüsebrühe einrühren, aufkochen und bei kleinster Hitze ca. 15 Minuten ausquellen lassen. Vier Plätzchen formen und in Vollkornmehl wenden. In wenig Rapskernöl von beiden Seiten in einer beschichteten Pfanne ausbacken. Brokkoli putzen, teilen und in Wasser 10 Minuten garen. Koriander im Mörser zerstoßen. Brokkoli aus dem Wasser nehmen. In das Kochwasser Koriander, Erdnussmus und ½ TL Gemüsebrühe mit dem Schneebesen einrühren. Kurz aufkochen. Grünkernplätzchen auf einen Teller geben, mit Brokkoli und Erdnusssauce anrichten.

Selleriescheiben im Grünkern-Mantel

Zutaten: *2 Scheiben roher Sellerie (gut 1 cm dick), ½ TL körnige Würzbrühe, ½ Packung Grünkern-Bratlingsmischung, 100 ml kaltes Wasser, 1 Ei, Rapskernöl zum Ausbacken*

Selleriescheiben schälen, in wenig Wasser mit Würzbrühe nicht zu weich kochen. Bratlingsmischung mit Ei und Wasser verrühren, 10 Minuten quellen lassen. Danach nochmals gut durchkneten.

Die abgekühlten Selleriescheiben mit angefeuchteten Händen beidseitig mit der Bratlingsmischung umhüllen. In einer beschichteten Pfanne in Rapskernöl ausbacken.

Hirse-Senf-Salat

Zutaten: *50 g Hirse, 200 ml Gemüsebrühe, 2 EL Joghurt, 2 TL Ganzkornsenf, Pfeffer, 1 kleine Möhre, ½ grüne Paprika, 4 Champignons, 50 g Räuchertofu, 1 EL Schnittlauchröllchen*

Hirse in Gemüsebrühe aufkochen und 30 Minuten ausquellen, anschließend abkühlen lassen. Aus Joghurt und Senf ein Dressing rühren, mit Pfeffer abschmecken. Möhre schälen und in feine Stifte schneiden. Paprika putzen, entkernen und in Würfel, Champignons in Streifen schneiden. Tofu würfeln. Hirse, Gemüse und Tofu unter das Dressing heben, mit Schnittlauchröllchen garnieren.

Champignonpuffer mit Tomatenwürfeln

Zutaten: *50 g Dinkelreis, 150 ml Wasser, 1 TL Gemüsebrühe, 150 g Champignons, 1 TL Rapskernöl, 1 EL Wasser, 1 Ei, zum Ausbacken etwas Rapskernöl; 2 Tomaten, 50 g Räuchertofu, je 1 Prise Pfeffer und Salz*

Dinkelreis in Wasser und Gemüsebrühe aufkochen und bei kleinster Hitze ca. 15 Minuten ausquellen lassen. Champignons putzen, waschen und blättrig schneiden. Rapskernöl und Wasser in einer Pfanne erhitzen, Pilze zugeben und weich dünsten, bis die Flüssigkeit verdampft ist. Pilze und Ei zum Dinkel geben. Gut vermengen. Mit dem Esslöffel Puffer abstechen und in einer Pfanne in Rapskernöl von beiden Seiten ausbacken.

Tomaten in kleine Würfel schneiden, Tofu würfeln und beides in einem Topf erwärmen. Mit Pfeffer und Salz würzen und zu den Champignonpuffern reichen.

Linsen-Curry mit Hirse

Zutaten: *1 kleine Zwiebel, 1 cm frische Ingwerwurzel, 1 EL Rapskernöl, 300 ml Gemüsebrühe, 60 g Hirse, 30 g rote Linsen, Curry, 1 TL Mandelblättchen*

Zwiebel und Ingwer putzen und in kleine Würfel schneiden. Rapskernöl erhitzen, Zwiebel und Ingwer andünsten. Mit Gemüsebrühe ablöschen. Hirse und Linsen dazu geben, mit Curry nach Geschmack würzen, aufkochen und auf der Warmhaltestufe 20 Minuten ausquellen lassen. Mandelblättchen in trockener Pfanne anrösten und über die Hirse geben.

Tomaten-Sauerkrauttopf

Zutaten: *50 g Dinkelreis, 200 ml Wasser, 1 TL Gemüsebrühe, 1 EL Tomatenmark, 100 g Frischkost-Sauerkraut milchsauer vergoren, 1 EL Petersilie, fein gehackt, 1 EL Joghurt*

Dinkelreis, Wasser mit Gemüsebrühe und Tomatenmark in einem Topf erhitzen und aufkochen. Bei kleinster Hitze ca. 15 Minuten ausquellen lassen. Sauerkraut unterheben und auf einem Teller anrichten. Mit Petersilie und Joghurt verzieren.

Reispfanne mit Tofu

Zutaten: *50 g Naturreis Langkorn, 100 ml Wasser, 1 TL Gemüsebrühe, 1 MS Kurkuma, 1 MS Currypulver, 1 Möhre, 1 EL Rapskernöl, 1 kleine Zwiebel, 50 g Räuchertofu, 2 EL Sojasprossen, 1 TL Sojasauce, 1 MS Cayennepfeffer*

Reis, Wasser mit Gemüsebrühe, Kurkuma und Curry in einem Topf erhitzen und auf kleinster Hitze 40 Minuten ausquellen lassen. Möhre schälen, waschen und in Stifte schneiden. In wenig Wasser 5 bis 10 Minuten dünsten. Wasser abgießen. Rapskernöl in einer Pfanne erhitzen, die fein gewürfelte Zwiebel darin glasig dünsten. Tofu in Würfel schneiden und zusammen mit Möhrenstiften und Sojasprossen zufügen. Mit Sojasauce und Cayennepfeffer abschmecken. Zum Reis servieren.

Spinatauflauf

Zutaten: *1 EL Rapskernöl, 1 kleine Zwiebel, 50 g Dinkelreis, 150 ml Wasser, 1 TL Gemüsebrühe, 200 g Blattspinat, 1 Stück frischer Ingwer (ca. ½ cm lang), 1 Knoblauchzehe, 1 EL Rapskernöl, 50 g Feta, je 1 MS Salz, Pfeffer, Muskatnuss, 50 ml saure Sahne*

Rapskernöl in einem Topf erhitzen, gehackte Zwiebel darin glasig dünsten. Den Dinkelreis dazu geben und leicht anrösten. Mit Wasser ablöschen, Gemüsebrühe dazu geben, aufkochen und ca. 15 Minuten bei kleinster Hitze ausquellen lassen.

Spinat waschen und in kochendem Wasser kurz blanchieren. In einem Sieb abtropfen lassen. Ingwer schälen und zusammen mit Knoblauch fein hacken oder pressen. In Rapskernöl andünsten. Schafskäse würfeln und mit den Gewürzen unter den Spinat mischen.

Den Backofen auf 200 Grad vorheizen. Zuerst den Dinkelreis, dann die Schafskäse-Spinatmischung in eine Auflaufform geben. Saure Sahne darüber verteilen und ca. 15 Minuten überbacken.

Abendessen

Orangen-Chicorée-Schiffchen

Zutaten: *50 g Dinkelreis, 150 ml Wasser, 1 Chicorée, 1 Orange, ½ Becher Joghurt, 1 TL Bio-Sirup, 1 MS Bourbonvanille*

Dinkelreis in das kochende Wasser einrühren, aufkochen und auf kleinster Hitze ca. 15 Minuten ausquellen lassen. Chicoréeblätter vorsichtig ablösen. Orange schälen, in Würfel schneiden und unter den gegarten Dinkelreis heben. In die Chicoréeblätter füllen. Joghurt mit Bio-Sirup und Vanille verrühren. Chicorée-Schiffchen mit der Sauce übergießen.

Apfel-Sellerie-Rohkost

Zutaten: *½ Becher Joghurt, 1 TL Bio-Sirup, 1 EL Zitronensaft, 1 Stück Sellerie (ca. 100 g), 1 Apfel, 4 Walnusshälften*

Aus Joghurt, Bio-Sirup und Zitronensaft ein Salatdressing rühren. Sellerie schälen, den Apfel vierteln, Kerngehäuse entfernen und beides in die Salatsauce reiben und untermischen. Walnusshälften fein hacken und über den Salat geben. Dazu ein Knäckebrot reichen.

Möhren-Radieschen-Rohkost

Zutaten: *2 EL saure Sahne, 1 EL Tafel-Meerrettich (ungeschwefelt), 1 Möhre, 1 Birne, 5 Radieschen, 50 g Vollkorn-Dinkelflocken*

Saure Sahne mit Meerrettich verrühren. Möhre putzen und grob raspeln. Birne würfeln und Radieschen in feine Scheiben schneiden.

Dinkelflocken, Gemüse und Obst locker mit dem Sahnedressing vermischen und durchziehen lassen. Die Rohkost mit einigen Radieschenscheiben garniert servieren.

Hirse-Senf-Salat

Zutaten: *50 g Hirse, 200 ml Gemüsebrühe, 2 EL Sahne, 2 TL Ganzkornsenf, Pfeffer, 1 kleine Möhre, ½ grüne Paprika, 4 Champignons, 1 EL Schnittlauchröllchen*

Hirse in Gemüsebrühe aufkochen und 30 Minuten ausquellen, anschließend abkühlen lassen. Aus Sahne und Senf ein Dressing rühren, mit Pfeffer abschmecken. Möhre schälen und in feine Stifte schneiden. Paprika putzen, entkernen und in Würfel, Champignons in Streifen schneiden. Hirse und Gemüse unter das Dressing heben, mit Schnittlauchröllchen garnieren.

Sauerkraut-Salat

Zutaten: *150 g Frischkost-Sauerkraut milchsauer vergoren, 2 Mandarinen, 50 g fettarmer Joghurt, 1 MS Meerrettich, Salz, Pfeffer*

Sauerkraut zerpflücken. Mandarinen schälen, in Stücke teilen und diese halbieren. Zusammen mit Joghurt und Meerrettich unter das Sauerkraut heben. Mit Salz und Pfeffer abschmecken.

Dazu eine Scheibe Vollkorn-Dinkelbrot reichen.

Sandwich „Italiano“

Zutaten: *2 Vollkorn-Dinkelbrötchen, ½ Mozzarella-Kugel, 1 Tomate, 1 TL Olivenöl, Basilikum, Salz*

Die Brötchen halbieren, Mozzarella-Kugel und Tomate in Scheiben schneiden und abwechselnd auf die zwei Brötchenhälften legen. Mit Olivenöl beträufeln und mit Basilikum sowie Salz würzen.

Hüttenbrot

Zutaten: *2 Scheiben Vollkorn-Dinkelbrot oder Sojabrot, 2 EL Hüttenkäse, Schnittlauchröllchen, Paprika, Pfeffer, Salz*

Brot mit Hüttenkäse bestreichen. Mit Schnittlauchröllchen und den Gewürzen überstreuen.

Schnelles Kur-Abendbrot

Zutaten: *1 bis 2 Scheiben Soja-Vollkornbrot, 1 TL Rapsöl-Margarine, Soja-Aufschnitt oder Soja-Aufstrich, Gewürzgurken milchsauer vergoren oder Cherrytomaten*

Das Brot mit der Margarine dünn bestreichen. Bedienen Sie sich aus der breiten Auswahl an Soja-Aufstrichen und Soja-Aufschnitt im Reformhaus. Gewürzgurken in Scheiben, Cherrytomaten in Hälften schneiden und das Brot damit verzieren.

Begleitende Tipps für Diabetiker und Übergewichtige

Ernährung

Für Diabetiker und Übergewichtige ist es sinnvoll, Nahrungsmittel zu bevorzugen, deren GI so weit wie möglich unter 100 liegen – allerdings unter Berücksichtigung möglicher anderer Risikofaktoren, insbesondere für das Herz-Kreislauf-System. Konkret: Fettes Fleisch hat einen niedrigen GI, birgt aber Risikofaktoren wie gesättigte Fettsäuren und Cholesterin. Gesättigte und gehärtete Fette, insbesondere aus tierischen Fetten (außer Kaltfischölen) belasten die Blutgefäße zusätzlich zum Zucker und sollten deshalb eher gemieden werden.

Lebensmittel-Auswahltabellen mit GI-Werten können also wertvolle Hinweise geben, dürfen aber nicht isoliert die Zusammenstellung der Nahrung bestimmen.

Jeder sollte darauf achten, nicht zu viel säurebildende Nahrungsmittel und Alkohol zu sich zu nehmen. Vom Süßen mit künstlichen Süßstoffen rate ich eher ab. Sie bestehen mehr oder weniger aus körperfremder Chemie und verhindern das

Umgewöhnen der Geschmacksnerven auf Nahrung, die nicht oder nur wenig gesüßt ist.

Diabetiker und Übergewichtige sollten ihre Speisen statt mit Zucker vermehrt mit Gewürzen verfeinern. Vanille und Zimt statt Zucker oder Süßstoff! Statt Gummibärchen oder Schokolade geröstete Sojakerne kauen, das hilft gegen das süße Verlangen!

Viel trinken ist gesund und erleichtert auch, Gewicht zu halten oder abzunehmen. Mindestens 2 Liter sollte man am Tag trinken. Die Getränke dürfen natürlich keine Kalorien liefern. Geeignet sind Mineralwässer, stille Wässer, ungesüßte Kräuter- und Früchtetees. Probieren Sie die Vielfalt an besonders gut verträglichen und gesunden Rooibos-Tees!

Ein Kräutertee ist für Diabetiker und Übergewichtige besonders zu empfehlen: Die getrocknete asiatische Bittergurke „Momordica charantia“ steht im Ruf, die Senkung des Blutzuckerspiegels zu unterstützen.

Nahrungsergänzungen

Einigen Lebensmittel-Inhaltsstoffen kommt bei Diabetes mellitus und Übergewicht eine besondere Bedeutung zu. Ist die Lebensmittelauswahl nicht optimal oder möchte man gezielt etwas für seine Gesundheit tun, kann man sinnvoll die im Folgenden aufgeführten Substanzen in Form von Nahrungsergänzungs-Präparaten zu sich nehmen. In guten Zimt-Kapseln sind sie zum Teil bereits enthalten.

Zink

Dieses Spurenelement ist an der Produktion von Insulin beteiligt. Außerdem fördert es die Wundheilungsprozesse, die bei Diabetikern oft gestört sind.

Magnesium

Ist positiv für Herz und Kreislauf, wichtigen Schwachpunkten bei Übergewichtigen und Diabetikern. Die blutdruckregulierenden und gefäßerweiternden Eigenschaften sind ebenso erwünscht wie die Wirkungen bei Stress.

Chrom

Ist Bestandteil eines sogenannten Glucosetoleranzfaktors. Verbessert also die Aufnahme von Glucose in die Zellen.

Vitamine C, E, Selen und Lycopin

Diese Radikalenfänger schützen die Gefäßwände vor Arteriosklerose. Denn nur oxidierte Fette lagern sich dort ein.

B-Vitamine

Vor den gefürchteten Polyneuropathien, d.h. den Veränderungen an den Nervenbahnen, können die B-Vitamine einen gewissen Schutz bieten.

Omega-3-Fettsäuren

Man kennt sie unter den Abkürzungen EPA (Eikosapentaensäure) und DHA (Dokosahexaensäure), die gesunden mehrfach ungesättigten Fettsäuren, die Blutfette senken und vor Arteriosklerose schützen können. Eine gute Quelle für Omega-3-Fettsäuren ist der Rapssamen. Deshalb werden in den Kur-Rezepten Rapskernöl und Rapsmargarine empfohlen.

Bewegung

Neben der Ernährung ist Bewegung die zweite wichtige Säule der Gesundheit. Ein ausgefeiltes Bewegungsprogramm würde den Rahmen dieses Buches gewiss sprengen. Die Gewichtsreduktion ist jedenfalls wesentlich erfolgreicher mit einem Bewegungsprogramm. Wer seinen Körper regelmäßig, d.h. zwei- bis dreimal die Woche mehr bewegt als von der Haustüre bis zum Auto, bei dem stellt sich der Organismus auf die Anforderung ein, indem er den Grundumsatz nach oben reguliert. Auch in Ruhe verbraucht ein trainierter Körper mehr Energie als ein untrainierter.

Sinnvoll sind regelmäßige Betätigungen von Ausdauer-Sportarten wie Laufen, Radfahren oder Schwimmen. Besonders sportlichen Anfängern in fortgeschrittenem Alter sei das immer populärer werdende Nordic Walking an´s Herz gelegt. Hierbei werden fast alle Muskelpartien angesprochen. Es ist leicht zu erlernen und überall durchzuführen. Zwei- bis dreimal in der Woche eine halbe bis eine Stunde reichen, um die Gesundheit spürbar zu verbessern. Die Bewegung an frischer Luft tut gut und macht widerstandsfähiger.

Geist und Seele

Die Stimmungslage der meisten Menschen verbessert sich quasi automatisch, wenn sie von der körperlichen Last des Übergewichts befreit werden. Und Zimt sorgt mit seinen entspannenden, entkrampfenden, anheimeligen Wirkungen zusätzlich dafür, dass sich eher Glücks- und Zufriedenheitsgefühle einstellen.

Sollte es einmal ein Tief geben, belohnen Sie sich für das bislang Erreichte mit einem Kino- oder Theaterbesuch. Gehen Sie in´s Kabarett, tanzen oder in den Zoo. Alles, nur keine Pralinen, Eis oder ein Besuch beim Konditor! Verwöhnen Sie sich mit einem besonderen Duft-Bad und intensiver Körperpflege. Diabetiker haben eine empfindliche Haut, der besonders milde Natur-Pflegepräparate gut tun. Und wer abnimmt, sollte sich auch um seine „Körperhülle“ kümmern, die mit den schwindenden Pfunden nicht mehr optimal „passt“. Straffende Lotionen wären als Belohnung jetzt genau das Richtige. Und wenn Sie schon immer eine Entspannungstechnik wie Autogenes Training oder Muskelentspannung nach Jakobsen erlernen wollten, ist jetzt der Zeitpunkt gekommen!

Bücher

Dalichow, Irene, Gesund mit Zimt. Knaur. München 2004

Gey-Kemper, Birgit, Wunderbare Wurzelkraft Ingwer. sanoform. Troisdorf 2000

Grillparzer, Susanne, GLYX-Kompass. Gräfe und Unzer. München 2004

Hamm, Michael, Fit, gesund und schlank mit dem GLYX. Knaur. München 2003

Küster, Hansjörg, Kleine Kulturgeschichte der Gewürze. C.H. Beck. München 1997

Pawlak, Manfred, Lexikon der Küchen- und Gewürzkräuter. Herrsching 1977

Raht, Susanne, Das GLYX-Kochbuch. Knaur. München 2004

Schwarz, Aljoscha, Schweppe, Ronald, Heilen mit Gewürzen. Knaur. München 1996

Zittlau, Jörg, Heilende Gewürzküche. Ludwig. München 1998

Bezugsquellen

Getrocknete ganze Zimtstangen sowie gemahlenen Zimt erhalten Sie in Reformhäusern, Naturkostfachgeschäften, Asienläden und gut sortierten Lebensmittelgeschäften. Achten Sie darauf, dass es sich um echten Ceylon-Zimt handelt.

Zimtpluver in Kapseln erhalten Sie in Reformhäusern und Apotheken. Achten Sie darauf, wie viel Zimt pro Kapsel enthalten ist. Meist sind begleitende Vitamine, Mineralstoffe und Spurenelemente zugesetzt, die die Wirkung verstärken und unterstützen.

Eine große Auswahl an Soja-Drinks, Tofu, Soja-Aufschnitt (natürlich gentechnikfrei), Dinkelerzeugnissen, Rapskernöl sowie den „Bio-Sirup“ und das Sojaproteinkonzentrat mit Pflanzenballaststoffen für den Soja-Kurdrink erhalten Sie in Reformhäusern.

Lesen Sie aus dem *sanoform*-Verlag:

Dr. Jürgen Weihofen

Noni

Die Zauberfrucht aus der Südsee für Gesundheit Lebensqualität

Die Frucht des indischen Maulbeerbaums (Morinda citrifolia) ist in der Südsee als „Noni“ bekannt. Kahuna-Schamanen auf Hawaii und Heilkundige auf den polynesischen Inseln nutzen ihre Heilkraft seit Jahrhunderten. Sie gilt seit 2.000 Jahren in der indischen Ayurveda-Heilkunst als Aphrodisiakum. Wissenschaftliche Studien konnten beweisen, dass Noni u.a. wirkt bei Magen-Darm-Problemen, Allergien, Immunschwäche, depressiven Stimmungen und Erschöpfung, Schmerzen, Herz-Kreislauf-Problemen und Krebs. Dieses Buch fasst den heutigen Kenntnisstand leicht verständlich zusammen und zeigt, was Noni für Sie tun kann.

Taschenbuch 2004, 96 Seiten
ISBN 3-925502-26-2

Besuchen Sie uns im Internet: www.sanoform.de